「看護必要度」評価者のための学習ノート

［第5版］

筒井孝子 著

日本看護協会出版会

執筆

筒井孝子

兵庫県立大学大学院経営研究科 教授
元厚生労働省国立保健医療科学院 統括研究官

● ご案内 ●

2020 年 5 月 1 日以降に公表の疑義解釈などにつきましては，厚生労働省ホームページ（https://www.mhlw.go.jp/stf/seisakunitsuite/bunya/0000188411_00027.html）をご参照ください。

はじめに

　本書『「看護必要度」評価者のための学習ノート』は，現行の「重症度，医療・看護必要度」(以下，「看護必要度」) を学ぶ全ての方々を対象に，2013 年に発刊され，今回，「看護必要度」に関する 2020 (令和 2) 年度診療報酬改定 (以下，本改定) に伴い，『第 5 版』が発行されることになりました。

　『第 5 版』では，本改定に基づく新たな定義などについての説明を追加するとともに，これまで本書を手に取ってくださった多くの方々からのご意見を参考に，内容の見直しを行いました。貴重なご意見を賜った臨床現場の方々に深く御礼を申し上げます。

(1) 本改定の観点

　本改定では，以下の 3 つの観点による見直しが行われました。

① 評価項目および判定基準の見直し

　急性期の入院医療の必要性に応じた適切な評価を行う観点から，「一般病棟用の重症度，医療・看護必要度」について，その判定に係る項目や判定基準等の要件を見直すことになりました。A 項目・C 項目の評価項目が一部変更になるとともに，「一般病棟用の重症度，医療・看護必要度 I」(以下，必要度 I) の一部の評価項目においても，「一般病棟用の重症度，医療・看護必要度 II」(以下，必要度 II) と同様に，レセプト電算処理システム用コード (以下，レセコード) を使用した評価が導入されました。また，必要度 I または必要度 II の基準を満たす患者の割合に係る基準が見直されました。

② 施設基準の見直し

　「一般病棟用の重症度，医療・看護必要度」の判定に係る項目や判定基準の見直し等を踏まえ，該当患者割合に係る要件が見直されました。急性期一般入院料 2 および 3 については，必要度 I を用いた場合も届け出られるようになりました。

③ 測定に係る負担の軽減

　医師，看護師をはじめ，入院患者の評価に係る医療従事者の業務負担軽減等の観点から，一般病棟入院基本料 (急性期一般入院料 1 ～ 6 に限る) または，特定

機能病院入院基本料（一般病棟7対1に限る）の届出を行う保険医療機関であって，許可病床数400床以上の場合，必要度IIを用いることになりました。また，一般病棟用，特定集中治療室用およびハイケアユニット用の「看護必要度」のB項目の評価方法については，「患者の状態」と「介助の実施」に分けた評価を導入するとともに，評価の根拠となる記録を不要とすることになりました。「看護必要度」に係る院内研修に関しては従前のとおりですが，院内研修の指導者に係る要件がなくなりました。

(2) 本書『第5版』の改訂ポイント

本改定に対応し，本書の説明のポイントを，以下のように改めることにしました。

① 説明対象となる評価票

「一般病棟用の重症度，医療・看護必要度Iに係る評価票」（以下，必要度I評価票），「一般病棟用の重症度，医療・看護必要度IIに係る評価票」（以下，必要度II評価票），「特定集中治療室用の重症度，医療・看護必要度に係る評価票」（以下，ICU評価票），「ハイケアユニット用の重症度，医療・看護必要度に係る評価票」（以下，HCU評価票）の4種類の評価票に係る全ての評価項目について説明します。ただし，同一の評価項目については，1回のみ説明します。

② 必要度II評価票の評価

必要度II評価票については，必要度I評価票と同一の評価項目に関しては，必要度I評価票の評価項目に対する説明をすることとし，必要度II評価票の評価については記載しないことにしています。

それは，必要度II評価票においては，A項目とC項目については，評価対象となるレセコードの一覧（以下，コード一覧）が示されているだけで，内容の説明がないからです。ただし，必要度II評価票だけに存在する評価項目については，説明を記載しています。B項目については，必要度I評価票と全く同じですので，説明を省いています。

③ コード一覧による評価

必要度I評価票においても，全ての評価項目が「評価の手引き」に従った評価であったのが，一部の評価項目にコード一覧による評価が導入されました。コード一覧による評価については，本書執筆時点での最新のコード一覧（3月31日および4月30日公表の訂正通知の内容を反映）を示すこととしました。

(3) 本書で説明する「看護必要度」の評価項目

項目番号	項目名	評価票			
		必要度I	必要度II	ICU	HCU
A-1-①	創傷処置　創傷の処置（褥瘡の処置を除く）	○	◎		○
A-1-②	創傷処置　褥瘡の処置	○	◎		○
A-2	蘇生術の施行				○
A-3／一般	呼吸ケア（喀痰吸引のみの場合を除く）	○	◎		
A-3／HCU	呼吸ケア（喀痰吸引のみの場合及び人工呼吸器の装着の場合を除く）				○
A-4	点滴ライン同時3本以上の管理	○	◎		○
A-5	心電図モニターの管理	○	◎	○	
A-6	輸液ポンプの管理			○	
A-7	動脈圧測定（動脈ライン）			○	○
A-8	シリンジポンプの管理	○	◎	○	○
A-9	中心静脈圧測定（中心静脈ライン）			○	○
A-10	人工呼吸器の管理			○	○
A-11	輸血や血液製剤の管理	○	◎	○	○
A-12	肺動脈圧測定（スワンガンツカテーテル）			○	○
A-13	特殊な治療法等（CHDF, IABP, PCPS, 補助人工心臓, ICP測定, ECMO）			○	○
A-14-①	専門的な治療・処置　抗悪性腫瘍剤の使用（注射剤のみ）	◎	◎		
A-14-②	専門的な治療・処置　抗悪性腫瘍剤の内服の管理	◎	◎		
A-14-③	専門的な治療・処置　麻薬の使用（注射剤のみ）	◎	◎		
A-14-④	専門的な治療・処置　麻薬の内服、貼付、坐剤の管理	◎	◎		
A-14-⑤	専門的な治療・処置　放射線治療	○	◎		
A-14-⑥	専門的な治療・処置　免疫抑制剤の管理（注射剤のみ）	◎	◎		
A-14-⑦	専門的な治療・処置　昇圧剤の使用（注射剤のみ）	◎	◎		
A-14-⑧	専門的な治療・処置　抗不整脈剤の使用（注射剤のみ）	◎	◎		
A-14-⑨	専門的な治療・処置　抗血栓塞栓薬の持続点滴の使用	◎	◎		
A-14-⑩	専門的な治療・処置　ドレナージの管理	○	◎		
A-14-⑪	専門的な治療・処置　無菌治療室での治療	○	◎		
A-15-I	救急搬送後の入院（5日間）	○			
A-15-II	緊急に入院を必要とする状態（5日間）		◎		
B-1	寝返り	○	○	○	○
B-2	移乗	○	○	○	○
B-3	口腔清潔	○	○	○	○
B-4	食事摂取	○	○	○	○
B-5	衣服の着脱	○	○	○	○
B-6	診療・療養上の指示が通じる	○	○	○	○
B-7	危険行動	○	○	○	○
C-1	開頭手術（13日間）	◎	◎		
C-2	開胸手術（12日間）	◎	◎		
C-3	開腹手術（7日間）	◎	◎		
C-4	骨の手術（11日間）	◎	◎		
C-5	胸腔鏡・腹腔鏡手術（5日間）	◎	◎		
C-6	全身麻酔・脊椎麻酔の手術（5日間）	◎	◎		
C-7-①	救命等に係る内科的治療（5日間）　経皮的血管内治療	◎	◎		
C-7-②	救命等に係る内科的治療（5日間）　経皮的心筋焼灼術等の治療	◎	◎		
C-7-③	救命等に係る内科的治療（5日間）　侵襲的な消化器治療	◎	◎		
C-8	別に定める検査（2日間）	◎	◎		
C-9	別に定める手術（6日間）	◎	◎		

○：「評価の手引き」による評価の対象。
◎：コード一覧による評価の対象。

（4）毎日の評価

　全ての評価票において共通で，「評価の手引き」のアセスメント共通事項「評価日及び評価項目」には，対象の評価項目に対して毎日評価を行うことが示されています。一部の評価項目は，コード一覧による評価にはなりますが，毎日の評価が求められていることに変わりはありません。本書に記載された評価方法に基づき，毎日，評価をすることとなります。

　コード一覧による評価の場合，看護職員による判断が容易ではないことが考えられますが，あらかじめ，多職種が連携することで，評価対象となる手術，処置，薬剤等を看護職員が理解できる言葉で整理しておく，確認表を作成するなどにより，毎日の評価ができるようにしてください。

　「看護必要度」の評価は，診療報酬上の施設基準等に従った評価が必須です。しかし，単に施設基準等の適合のためだけに評価するのではなく，適正な看護管理を実践するための指標とするためのものとして活用することが求められています。

　「看護必要度」のアセスメント項目を用いた患者評価や看護介入の情報は，看護サービスの質の向上や，患者満足度向上のためにきわめて有益です。これを1つのツールとして利用し，適切な看護記録を残し，よりよい看護を実践するために，役立ててください。

　本書による学習を通して，どのような院内研修が必要かなどを考える参考にしていただければ幸いです。また，評価の質を担保していくためには，定期的な検証が欠かせません。本書の活用により，「看護必要度」の評価の理解が深まり，全ての医療機関における評価が等しくなることを期待しています。

　多くの職種の理解が容易になるように，本書では，初版から，フローチャートを活用しています。このフローチャートの開発にあたっては，静岡県立大学の東野定律教授と，同大学の寺尾安祐美さんからのご協力をいただきました。

　また，施設基準等の内容と今回の診療報酬改定内容に関しましては，「看護必要度」のe-ラーニングシステム（看護 Wise Clipper）を運営する株式会社千早ティー・スリーの福本亜紀さんならびに川村香織さんから，改定資料の提供と貴重な助言をいただきました。

　フローチャートのアクセシビリティについては，本書の初版作成時に野村病院看護部（東京都三鷹市）の皆様にご協力をいただき，利用した際の使い勝手等，

貴重な示唆を含むご意見をいただきました。

　最後に，本書の企画から編集にあたって，粘り強く携わっていただいた日本看護協会出版会編集部に，この場を借りて御礼申し上げます。

2020 年 5 月

筒井　孝子

「看護必要度」の評価を正しく行うために

1. 本書の特徴と活用法

1. 多職種が「看護必要度」を学ぶ必要性
―「看護必要度」の記録をどのように伝えればよいかの葛藤―

　今日の医療現場では，多くの専門職が連携することで医療や看護，介護サービスの質の向上が図られるとされ，チームケアが主流となっています。これは，病院だけでなく，在宅でも同じです。このため，2018（平成30）年度診療報酬改定では，院内での看護師，医師，理学療法士，作業療法士，介護福祉士，管理栄養士，医療ソーシャルワーカー，医療事務の方々の間での連携だけでなく，地域で活躍されている訪問看護師，介護支援専門員（ケアマネジャー），ヘルパー，行政の方々等と病院との連携に対して，インセンティブが与えられました。この流れは，2020（令和2）年度診療報酬改定においても続いています。

　本書は，看護師だけではなく，先に述べたチームケアの構成員となる保健・医療・福祉領域の専門職にも広く，「看護必要度」の評価を理解していただくことを目的に書かれたものです。それは，「看護必要度」が多職種連携のプラットホームの役割を果たすからです[注1]。

　本書は，多くの職種の方々に理解していただけるように「評価を構造化し，図（フローチャート）に示すこと」で理解が深まるような工夫がされていることが特徴です。例えば，評価のプロセスを体系的に学んでいくため，自分がどのプロセスでわからなくなったか，あるいは，評価を間違えたかを自ら気づくことができます。

　「看護必要度」が医療現場で活用されるようになってから，すでに20年近くが経過し，多くの現場では，「看護必要度」評価の検証や，これを強化するしくみがつくられてきました。この背景には，「看護必要度」の評価に際して，開発当初より，患者を実際よりも重篤であると評価する「アップコーディング」等，モラルハザードの可能性[注2]が指摘され，これを防ぐための取り組みが求められたからです。

　このため，2012（平成24）年度診療報酬改定では，「看護必要度」評価に係る施設基準等の通知には，「実際に，患者の重症度・看護必要度評価が正確に測定されているか定期的に院内で確認を行うこと」とされ，評価を適切に行うために院内に検証体制を整備しなければならないとされました。さらに，2014（平成26）年度診療報酬改定でも，厚生労働省通知保医発0305第1号「基本診療料の施設基準等及びその届出に関する手続きの取扱いについて（通知）」においては，改めて看護記録の必要性が示されました。

「看護必要度」は，診療報酬における要件に導入された当初から，その評価にあたって根拠となる記録が求められてきました。ただし，これは，「看護必要度」に特化した独自の記録ではなく，記録の負担を増やさないようにするために，既存の看護記録との整合性をとることが推奨されてきました。

　しかし，看護記録が整備されていなかった病院には，「看護必要度」評価の根拠となる記録を残すことはできませんし，その整合性をとることもできませんでした。そもそも，どのような記録を書けばよいのかわからないという臨床現場の声は，「看護必要度」が届出要件となってから，今まで消えることはありませんでした。

　これは，看護師にとっての負担は，記録を書くこと自体の負担というよりは，第三者にもわかるような記録をどのように書けばよいのかわからないという役務の大きさからくる負担だったのではないかと推察されます。

2. 2020年度診療報酬改定の影響

　ところが，2020年度診療報酬改定では，働き方改革の一環として，記録の負担をなくすことを目的に，制度導入時から一貫して強く求められてきた「根拠となる記録」が不要とされました。けれども，看護記録そのものが不要とされたわけではありません。これまでと同様に，当該患者の状態が把握でき，「この状態であれば，記録に残っている看護が提供されるべきであった」ということを第三者が納得できる記録は，これからも必要です。

　そして，多くの専門職が協働する現在の医療現場では，引き続き「看護必要度」を精確に評価しなければなりません。これは，院内においてだけでなく，病院と地域との連携を推進する際に，「看護必要度」のアセスメントの結果を第三者にわかりやすく伝えることは，きわめて重要だからです。

　以上のように，看護に記録が必要とされる理由は，1人の看護師が1人の患者を継続的に看護するというシステム（1対1の看護提供システム）で看護を提供することは難しく，病院においても，地域においても，多人数の看護師や他の職種等が多人数の患者に看護や医療，介護といったサービスを提供するという複雑なシステム（多対多の看護提供システム）が採られているためといえます。

3. 多対多の看護提供システムにおける「看護必要度」を理解する

　先に述べたように，病院で，1対1の看護提供システムを採ることは，できません。なぜなら，病院では，患者に対して24時間休みなく看護を提供しなければならないからです。こうした状況下において，看護師は，たとえ受け持ち患者であっても，入院中にその患者に提供された看護全てを把握することは，容易なことではありません。

　そのような中で，日々，刻々と，容態が変化する患者に適切な看護を提供するには，患者の状態を事前に知ることが必要となります。このため，看護師は，その患者の前回の訪室時の様子や，その時点での看護サービスの提供の状況等，なるべく多くの情報を得て，自分の訪室に備えたいと考えます。

　だからこそ，多くの時間を割いて看護記録を残し，申し送りがされてきたのです。これは，他の複数の看護師が，自分の受け持ち患者に対して，どのような看護をいつ，どのように，提供したかの全てを把握しておかねばならないからです。

　このように多人数の看護師が，多人数の患者に看護を提供するという多対多の看護提供システムでは，個々の看護師が患者に提供されている看護の内容やその総量を具体的に正確に把握することが難しいため，患者に提供された看護内容とそのときの患者の状態を的確に記録したものを常時閲覧でき，確認できるしくみが必要とされてきました。

　そして，これらのしくみの基盤となるのは，いうまでもなく，看護師一人一人が行う，患者のアセスメント情報です。これを誤ると，適切な看護が提供できなくなります。

　「看護必要度」は，この看護師のアセスメント情報であり，これを精確に評価するしくみは，このアセスメント能力の向上を図るためのしくみでもあります。

4.「看護必要度」評価の標準化と本書の活用法

「看護必要度」による評価には，看護師のアセスメント能力の標準化が求められます。一定のアセスメント能力を前提として，この「看護必要度」を診療報酬における届出の要件としているからです。

「看護必要度」のアセスメントの標準化には，第一に，「看護必要度」の評価項目の定義を守ってアセスメントができる評価者の養成が必要です。第二に，各項目の評価が適正か否かを判断できる記録の整備が行われなければなりません。第三に，実際に行われている評価を検証するしくみづくりが必須となります[1]。

「看護必要度」は，患者の状態像にかかわる項目を操作的に定義することによって，入院患者に提供されるべき看護の必要量の推定を可能とするアセスメントの基準を統一しています。本書は，このようなアセスメントを学習するためのガイドです。

さて，評価手法を身につけるためには，「看護必要度」の定義を継続的に学習するための研修体制が整備されなければなりません。病院の中で，「看護必要度」初心者のための学習会を開催する，あるいは，本人は完全に理解をしたと思っていても，間違いを犯していないか，これらをもう一度振り返るための学習を繰り返し行うことが必要となります。本書は，このような院内での繰り返し学習にも有効です。

例えば，同一の患者に対して，複数の看護師が本書のフローチャートを用いた患者評価を行い，この評価が一致するか，あるいは，一致しない場合には，なぜなのかを問うことで，あらためてアセスメントの方法を考える勉強会を開催している病院もあります。

このような学習の場をもつことは，院内の統治体制（クリニカルガバナンス；clinical governance）[注3]を構築することになります。なぜなら，この体制づくりの基礎は，まさに臨床現場を担う一人一人が継続的に学習をすることにあるからです。

そして，このガバナンスが高められている現場こそが，看護の質が高い現場といえるのです。

★次々頁から，「看護必要度」を学ぶにあたっての5つの留意点を示します。

注1）「看護必要度」が多職種連携のプラットホームの役割を果たすことについては，筒井孝子監修（2020）：第4章 Ⅰ　マネジメントツールとしての「看護必要度」の今・将来．看護必要度，第8版，日本看護協会出版会，pp.130-137に詳細が示されている。参考にしてほしい。

注2）「診療報酬体系見直し作業委員会報告書」（平成11年1月13日）において，「看護必要度について，実際の病状より看護必要度を高くして請求する弊害が生じるおそれもあるため，これを防止する仕組みの導入を併せて検討することが必要と考えられる」との指摘がなされている。

注3）クリニカルガバナンスは，保険医療機関により提供される専門的なサービスの質のモニターやチェック，関係者への説明責任に対する体系的な過程であり，換言するなら，その機関の職員全員と組織全体がケア提供に貢献する体制を整備するためのしくみづくりである[2]。

●引用文献
1）筒井孝子（2008）：看護必要度の評価における看護記録　看護記録の標準化の必要性．看護，60（15）：46-49.
2）Lilley, R.（1999）：Making Sense of Clinical Governance, Radcliffe Medical Press.

●「看護必要度」を学ぶにあたっての5つの留意点

1

「看護必要度」は，入院患者に提供されるべき看護の必要量を推定するものである

2

「看護必要度」のチェック項目は，日本の病院で実施された業務量調査の結果から選定されている

3

「看護必要度」のチェック項目には，厳密な定義と判断基準がある

4

「看護必要度」の評価は，日々の評価を行うことが重要である

5

「看護必要度」の評価は，医師・薬剤師等との"多職種協働"が必須である

▶「看護必要度」を正しく評価するためには，以上の5つの点に留意しながら評価を行う必要があります。

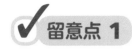 **留意点 1**

「看護必要度」は，入院患者に提供されるべき看護の必要量を推定するものである

「看護必要度」は，患者に提供する看護行為等（「モニタリング及び処置等」に関するA項目，「患者の状況等」に関するB項目）にかかる提供（所要）時間を基礎データにしてつくられています。

また，「看護必要度」は，看護師の行う看護行為等においてその業務量〈看護の手間＝提供（所要）時間〉の多寡を評価するものです。

留意すべき点は，患者がどんなに重症であっても，患者に対する看護行為等が発生しなければ（看護サービスが提供されなければ），「看護必要度」は評価されない，ということです。

さらに，2016（平成28）年度診療報酬改定により，医療の機能分化を進めることを目的として，「手術等の医学的状況」に関するC項目が，臨床的知見をもとに追加されました。

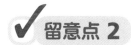 **留意点 2**

> # 「看護必要度」のチェック項目は，日本の病院で実施された業務量調査の結果から選定されている

「看護必要度」のA項目とB項目のチェック項目（2020年現在，Ver. 8，p.15 参照）は，日本の急性期病院の中でも特に専門的な看護を必要とする病棟の他計式1分間タイムスタディ法による業務量調査の分析結果から抽出されました。つまり，看護サービスの必要量の推定に大きくかかわる項目が選定されているといえます。

看護業務量の調査では，国内外の調査研究によって明らかにされていた 1,086 項目の看護業務を最終的に 362 のコードに分類し，実態調査の内容をコード化しています。この調査にあたって，「看護必要度」に採用されたチェック項目に，厳密な定義がなされました。これが「看護必要度」に係るアセスメント項目の定義の基本的な考え方に反映されています。

なお，調査の概要については，

・拙著（2003）：「看護必要度」の研究と応用—新しい看護管理システムのために，医療文化社.
・拙著（2008）：看護必要度の看護管理への応用—診療報酬に活用された看護必要度，医療文化社.
を参照してください。

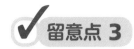 **留意点 3**

「看護必要度」のチェック項目には，厳密な定義と判断基準がある

　「看護必要度」のチェック項目は，項目ごとに厳密な定義と判断基準が定められています。したがって，この定義および判断基準に合致しない場合，もしくは，当日の実施記録がない場合には，「モニタリング及び処置等」に関するＡ項目および「手術等の医学的状況」に関するＣ項目は「なし」となり，「患者の状況等」に関するＢ項目は「自立度の一番高い評価」とすること，とされています。

　Ａ項目，Ｂ項目，Ｃ項目の判断基準は，以下の構造になっています。

1）Ａ項目（「モニタリング及び処置等」に関する項目）
　　① いつ行ったか（評価時間帯内か）
　　② どこで行ったか（当該病棟あるいは当該治療室か）
　　③ 誰が行ったか（医師または看護職員等が行ったか）
　　④ 何を行ったか（医療・看護行為の内容）
　　⑤ 何を目的に行ったか（定義にある目的に合致しているか）
　　⑥ その方法は正しいか（定義にある方法に則しているか）

2）Ｂ項目（「患者の状況等」に関する項目）
　　① 患者が動作等を1人でどこまでできるか（介助の必要があるか）
　　② どのような介助を行ったか
　　③ 動作制限について医師の指示があるか
　　④ 動作制限があるにもかかわらず自ら行った場合は，「できる」または「自立」とする
　　⑤ 評価時間帯のうちに状態が変わった場合には，自立度の低い方の状態をもとに評価を行う

3）Ａ項目の「専門的な治療・処置」（必要度 I では薬剤の使用を評価する項目，必要度 II では全項目），Ｃ項目（「手術等の医学的状況」）
　　① コード一覧に掲載されているレセコードが入力されているか
　　② 手術等の実施当日から何日目であるか（Ｃ項目の場合）

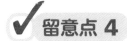 留意点 4

「看護必要度」の評価は，日々の評価を行うことが重要である

　看護の勤務体制については，「各勤務帯に配置する看護職員の数については，各病棟における入院患者の状態（重症度，医療・看護必要度等）について評価を行い，実情に合わせた適正な配置数が確保されるよう管理すること」とされています。

　また，「評価の手引き」においては，アセスメント共通事項に，「評価は，患者に行われたモニタリング及び処置等（A 項目），患者の状況等（B 項目）並びに手術等の医学的状況（C 項目）について，毎日評価を行うこと」とされています。

　（令和 2 年 3 月 5 日厚生労働省通知保医発 0305 第 2 号「基本診療料の施設基準等及びその届出に関する手続きの取扱いについて（通知）」）

 **留意点 5**

「看護必要度」の評価は，医師・薬剤師等との "多職種協働" が必須である

　「看護必要度」の評価には "多職種協働" が必須です。医師・薬剤師・理学療法士等・診療情報管理士・事務職員といった，多くの職種と協働し，正しい評価をすることが求められています。特に，A項目の「救急搬送後の入院」やコード一覧による評価には，各病院で，例えば，以下の①〜④に示したような，さまざまな準備や新たなしくみづくりが必要です。

①診療情報を管理する部署から，過去1年間に実施した手術に関する内容（Kコード等）を診療科別に抽出してもらい，記録を間違いなくできるように準備する。

②医師と協働し，定義に従って，C項目の対象となるKコード等については，もれなく記録してもらうようにする。

③薬剤師と協働し，A項目に該当する薬剤の使用等について記録がなされるようにする。

④医事・救命救急センター事務職員は，看護部の共有フォルダーに救急車・ヘリコプター搬送患者のリストを送る。

「看護必要度（Ver. 8）チェック票」

チェック項目	選択肢				
A　モニタリング及び処置等に関する項目					
A-1-①. 創傷処置　創傷の処置（褥瘡の処置を除く）	なし	あり			
A-1-②. 創傷処置　褥瘡の処置	なし	あり			
A-2. 蘇生術の施行	なし	あり			
A-3／一般. 呼吸ケア（喀痰吸引のみの場合を除く）	なし	あり			
A-3／HCU. 呼吸ケア（喀痰吸引のみの場合及び人工呼吸器の装着の場合を除く）	なし	あり			
A-4. 点滴ライン同時3本以上の管理	なし	あり			
A-5. 心電図モニターの管理	なし	あり			
A-6. 輸液ポンプの管理	なし	あり			
A-7. 動脈圧測定（動脈ライン）	なし	あり			
A-8. シリンジポンプの管理	なし	あり			
A-9. 中心静脈圧測定（中心静脈ライン）	なし	あり			
A-10. 人工呼吸器の管理	なし	あり			
A-11. 輸血や血液製剤の管理	なし	あり			
A-12. 肺動脈圧測定（スワンガンツカテーテル）	なし	あり			
A-13. 特殊な治療法等（CHDF, IABP, PCPS, 補助人工心臓, ICP測定, ECMO）	なし	あり			
A-14-①. 専門的な治療・処置　抗悪性腫瘍剤の使用（注射剤のみ）	なし	あり			
A-14-②. 専門的な治療・処置　抗悪性腫瘍剤の内服の管理	なし	あり			
A-14-③. 専門的な治療・処置　麻薬の使用（注射剤のみ）	なし	あり			
A-14-④. 専門的な治療・処置　麻薬の内服，貼付，坐剤の管理	なし	あり			
A-14-⑤. 専門的な治療・処置　放射線治療	なし	あり			
A-14-⑥. 専門的な治療・処置　免疫抑制剤の管理（注射剤のみ）	なし	あり			
A-14-⑦. 専門的な治療・処置　昇圧剤の使用（注射剤のみ）	なし	あり			
A-14-⑧. 専門的な治療・処置　抗不整脈剤の使用（注射剤のみ）	なし	あり			
A-14-⑨. 専門的な治療・処置　抗血栓塞栓薬の持続点滴の使用	なし	あり			
A-14-⑩. 専門的な治療・処置　ドレナージの管理	なし	あり			
A-14-⑪. 専門的な治療・処置　無菌治療室での治療	なし	あり			
A-15-Ⅰ. 救急搬送後の入院（5日間）	なし	あり			
A-15-Ⅱ. 緊急に入院を必要とする状態（5日間）	なし	あり			
B　患者の状況等に関する項目	患者の状態			介助の実施	
B-1. 寝返り	できる	何かにつかまれば できる	できない		
B-2. 移乗	自立	一部介助	全介助	実施なし	実施あり
B-3. 口腔清潔	自立	要介助		実施なし	実施あり
B-4. 食事摂取	自立	一部介助	全介助	実施なし	実施あり
B-5. 衣服の着脱	自立	一部介助	全介助	実施なし	実施あり
B-6. 診療・療養上の指示が通じる	はい	いいえ			
B-7. 危険行動	ない	ある			
C　手術等の医学的状況に関する項目					
C-1. 開頭手術（13日間）	なし	あり			
C-2. 開胸手術（12日間）	なし	あり			
C-3. 開腹手術（7日間）	なし	あり			
C-4. 骨の手術（11日間）	なし	あり			
C-5. 胸腔鏡・腹腔鏡手術（5日間）	なし	あり			
C-6. 全身麻酔・脊椎麻酔の手術（5日間）	なし	あり			
C-7-①. 救命等に係る内科的治療（5日間）　経皮的血管内治療	なし	あり			
C-7-②. 救命等に係る内科的治療（5日間）　経皮的心筋焼灼術等の治療	なし	あり			
C-7-③. 救命等に係る内科的治療（5日間）　侵襲的な消化器治療	なし	あり			
C-8. 別に定める検査（2日間）	なし	あり			
C-9. 別に定める手術（6日間）	なし	あり			

「看護必要度」の
評価を正しく行う
ために

2.「看護必要度」を
めぐる**動向**

1. 「看護必要度」にかかわる3つの「評価票」の成立経緯と各評価項目

　「看護必要度」という言葉が，日本の医療制度において取り上げられたのは，1997（平成9）年8月の医療保険制度の抜本的改革案が厚生省（当時）から出され，与党医療保険制度改革協議会から「21世紀の国民医療」という指針が示されたときに遡ります。もう20年以上が経過しましたが，この中で医療に係る技術の適正な評価として，「看護については，看護必要度を加味した評価とする」とされました。そして，1999（平成11）年4月，同省の医療保険福祉審議会制度企画部会意見書の中の「医療機関の機能分担と連携による効率的な医療提供」において，「急性期入院医療の一層の高度化と医療機関の機能分担を促進するため，入院患者へ提供されるべき看護の必要量（看護必要度）に応じた評価を加味していくことが必要」と示され，「看護必要度」の定義が明示されました。

　そして，2000（平成12）年度診療報酬改定では，中央社会保険医療協議会（以下，中医協）の答申の中で，「配置基準にとどまらず，（中略）看護必要度など，診療実績等を評価する手法のあり方について」，次期改定での検討が明言されました。

　その後，2008（平成20）年度診療報酬改定で初めて「一般病棟用の重症度・看護必要度」基準が7対1入院基本料の届出要件となりましたが，診療報酬という，いわば医療サービスの値段を決定する中医協において「看護必要度」が診療実績を評価する手法として言及されてから，多くの年月が必要とされました。臨床現場に新たな指標を導入する道のりは，決して平坦でありませんでした。

　後に示す「重症度に係る評価票」「重症度・看護必要度に係る評価票」「一般病棟用の重症度・看護必要度に係る評価票」は，その険しい道のりの中で診療報酬制度に活用されました。これらのうち，最初に導入されたのは，「重症度に係る評価票」でした。2002（平成14）年度から，医師が特定集中治療室（以下，ICU）に入室が必要であると認めた患者に対して，「看護必要度」の14項目から構成される「重症度に係る評価票」による評価を行うことが，ICUの算定要件となったのです。

　この「重症度」基準は，具体的に業務を提供する看護師の看護内容やその時間，そして，看護の必要性を勘案してつくられた基準で，当初は，「ICUにふさわしくない患者」をスクリーニングすることを目的としていました[1]。

2. 診療報酬改定に活用された 3 種類の「看護必要度」とその推移

　2004（平成 16）年度診療報酬改定では，「看護必要度」の 28 項目から構成される「重症度・看護必要度に係る評価票」による評価を算定要件とする入院医療管理料が新設されました。ここにおいては，急性期入院医療における充実した体制の評価としての「ハイケアユニット入院医療管理料」が新たに設定されました。

　このハイケアユニット（以下，HCU）は，ICU の後方病床として，一般病棟よりも「重症度」や「看護必要度」が高い患者を受け入れることを目的として新設されたものです。HCU では，ICU 等を退室後も継続して，比較的，密度の高い医療や手厚い看護を提供できる体制を評価することとされ，ここには，「重症度・看護必要度」基準が導入されました。

　2006（平成 18）年度診療報酬改定では，入院基本料の施設基準として，看護管理の観点から各病棟の入院患者の「重症度・看護必要度」に係る評価を行い，実情に合わせた適正な配置数の確保が求められることになりました。それまでは，特定集中治療室管理料を算定している病院（2005 年 7 月当時，529 病院・3,799 床）では「重症度」評価が，ハイケアユニット入院医療管理料を算定している病院（2005 年 7 月当時，51 病院・565 床）では「重症度・看護必要度」の評価が行われていたのですが，2006 年 4 月以降は，入院基本料を算定する全ての病院・病棟において，この患者評価を行うことになりました（ただし，この評価には，義務規定がありませんでした）。

　同時期に，急性期入院医療の実態に即した看護配置を適切に評価する目的で，7 対 1 入院基本料という上位区分が創設されました。このため，短期間に数多くの 7 対 1 入院基本料の届出が行われ，翌春の新卒者を大量に採用しようとする都市部の医療機関等もあり，地域医療に看護師不足という深刻な影響を与えたとされ，国会でも取り上げられる事態となりました。

　この混迷した状況を収拾するために，2008（平成 20）年度診療報酬改定においては，急性期等の手厚い看護を必要とする患者の「看護必要度」を測定する基準が導入されました。これが，7 対 1 入院基本料や 10 対 1 入院基本料を算定する全ての病棟において，毎日の評価が義務付けられた「一般病棟用の重症度・看護必要度に係る評価票」を用いた患者評価でした。

また，同年度診療報酬改定では，地域連携診療計画作成時や回復期リハビリテーション病棟でも「重症度・看護必要度に係る評価票」のB項目を用いた「日常生活機能評価票」による評価が必須となりました。

　以上のように，ICU用，HCU用，一般病棟用の3種類の評価票に示された「看護必要度」のアセスメント項目は，1990年代後半から，診療報酬における新たな看護の評価基準として開発と検討が進められてきたものでした。また，この評価票に付された項目ごとの得点も，国内の病院から収集された膨大なデータを基礎として抽出されたものでした。

　2014（平成26）年度診療報酬改定では，これらの評価は看護だけでなく，今後の医療制度における機能分化を進めるための有用なツールであるとの認識のもとで，評価項目の見直しと定義の厳格化がなされ，その名称も「重症度，医療・看護必要度」と改められました。すなわち，「重症度に係る評価票」が「特定集中治療室用の重症度，医療・看護必要度に係る評価票」となり，「重症度・看護必要度に係る評価票」が「ハイケアユニット用の重症度，医療・看護必要度に係る評価票」，「一般病棟用の重症度・看護必要度に係る評価票」が「一般病棟用の重症度，医療・看護必要度に係る評価票」と，名称が変更されました。

　2016（平成28）年度診療報酬改定では，一般病棟用に新たに「手術等の医学的状況」（C項目）が設定され，ICU用やHCU用においても配点や評価項目の見直しが行われました。

　2018（平成30）年度診療報酬改定で行われたのは，処置等を受ける認知症またはせん妄状態の患者をより適切に評価するための「重症度，医療・看護必要度」の判定基準の見直しと，重症患者の要件の変更でした。しかし，この要件は，2020（令和2）年度診療報酬改定の際に廃止されました。

　また，評価項目の定義等の一部が見直され，主なものとしては，C項目のうち，開腹手術について，該当日数が5日間から4日間となり，厳格化されましたが，2020年度診療報酬改定では，7日間となるなど，定義が二転三転する状況となっています。

3. 2020年度診療報酬改定における「看護必要度」にかかわる変更点

　詳しくは，Part 3 にまとめていますので，ここでは概略のみを示しておきます。

　「看護必要度」の判定項目や基準に関しては，「一般病棟用の重症度，医療・看護必要度 I」（以下，必要度 I）の「救急搬送後の入院」について，評価期間を入院後5日間に見直すとされ，「一般病棟用の重症度，医療・看護必要度 II」（以下，必要度 II）には，「緊急に入院を必要とする状態」が追加され，入院日に救急医療管理加算1・2または夜間休日救急搬送医学管理料を算定する患者を入院後5日間について，評価の対象とすることになりました。

　また，A 項目の「専門的な治療・処置」のうち，「免疫抑制剤の管理」については，注射剤に限り，評価の対象となりました。C 項目の評価期間も大幅に見直され，対象となる検査および手術等について，入院で実施される割合が9割以上のものを追加するとともに，入院で実施される割合が9割未満のものが除外されました。この結果，いずれの手術等も2018年度改定に比べて評価できる期間が長くなりました（表1-1）。

　「はじめに」などでも言及している記録についてと同様に，「看護必要度」の測定の負担を軽減する観点からの評価方法の見直しがなされ，許可病床400床以上で一般病棟入院基本料（急性期一般入院料1〜6に限る）または特定機能病院入院基本料（一般病棟7対1に限る）を届け出ている保険医療機関では，必要度 II による評価が要件化されることとなりました。同じ理由で，A 項目の一部（「専門的な治療・処置」のうち，薬剤の使用を評価する項目）および C 項目について，必要度 I においてもレセプト電算処理システム用コード（以下，レセコード）を用いた評価となりました。

　なお，これに関しては，経過措置が設けられており，2020年3月31日時点で一般病棟入院基本料（急性期一般入院料1〜6に限る）または特定機能病院入院基本料（一般病棟7対1に限る）を届け出ている場合，2020年9月30日までは当該基準を満たすものと見なすとされています。

　B 項目の評価方法については，介助を評価する項目に関しては，「患者の状態」と「介助の実施」に分けた評価とすることとなり，これにより，日常生活動作（以下，ADL）を含む患者の状態がより明確になるため，「評価の手引き」で求めている（B

表1-1 ● 2020年度診療報酬改定における「看護必要度」A項目・C項目にかかわる変更点

項目	改定前	改定後	変更内容
A	専門的な治療・処置 ⑥免疫抑制剤の管理	専門的な治療・処置 ⑥免疫抑制剤の管理（注射剤のみ）	内服を対象外とする。
	〈必要度 Ⅰのみ〉 救急搬送後の入院 （2日間）	〈必要度 Ⅰ〉 救急搬送後の入院（5日間）	評価日数の延長。
		〈必要度 Ⅱ〉 （新設） 緊急に入院を必要とする状態（5日間）	入院日に救急医療管理加算1・2，夜間休日救急搬送医学管理料のいずれかを算定する患者を対象とする。
C	開頭手術（7日間）	開頭手術（13日間）	・評価日数の延長。 ・入院で実施される割合が9割未満の手術等を評価対象から除外。
	開胸手術（7日間）	開胸手術（12日間）	
	開腹手術（4日間）	開腹手術（7日間）	
	骨の手術（5日間）	骨の手術（11日間）	
	胸腔鏡・腹腔鏡手術 （3日間）	胸腔鏡・腹腔鏡手術（5日間）	
	全身麻酔・脊椎麻酔の手術（2日間）	全身麻酔・脊椎麻酔の手術（5日間）	
	救命等に係る内科的治療（2日間）	救命等に係る内科的治療（5日間）	
		（新設） 別に定める検査（2日間）	入院で実施される割合が9割以上のものを追加。
		（新設） 別に定める手術（6日間）	

項目の評価の）「根拠となる記録」が不要とされました。なお，これは，ICU用・HCU用の「看護必要度」に係る評価票の評価方法についても同様です。

　以上のように，いずれの評価票も，その時々の医療制度に関する政策によって毎回，変更されてきました。しかし，評価に取り組む上で求められる姿勢が変わることはありませんし，「看護必要度」のアセスメント項目は，診療報酬の重症患者の判定だけに用いるものではありません。これらの項目は，　留意点4　に示したように，入院基本料等に関する施設基準において規定されており（p.13を参照），看護に携わる者としては，これらの評価基準の理解に努めておくことが求められています。

　以下，本書では，2020年度に改定された新しい評価票について学習していきます。

なお，回復期リハビリテーション病棟の評価に用いられる「日常生活機能評価票」
は，13項目のうち7項目がB項目と共通しますが，2020年度診療報酬改定では，
全項目について変更されませんでした。これについては，巻末に「補遺」として示
します。

●引用文献
1） 筒井孝子・東野定律（2006）：わが国の特定集中治療室における入室患者の実態とその特徴に関する研究. 病院管理, 43（2）：
　　43-52.

●参考文献
・筒井孝子・山内豊明・田中彰子・嶋森好子（2020）：第1章　「看護必要度」とは，第2章　診療報酬と「看護必要度」. 筒井孝子
　監修，看護必要度，第8版，日本看護協会出版会，pp.1-87.

（令和2年3月5日保医発0305第2号別添6）
別紙17

「特定集中治療室用の重症度，医療・看護必要度に係る評価票」の評価項目とその配点

（配点）

A　モニタリング及び処置等	0点	1点	2点
1　心電図モニターの管理	なし	あり	
2　輸液ポンプの管理	なし	あり	
3　動脈圧測定（動脈ライン）	なし		あり
4　シリンジポンプの管理	なし	あり	
5　中心静脈圧測定（中心静脈ライン）	なし		あり
6　人工呼吸器の管理	なし		あり
7　輸血や血液製剤の管理	なし		あり
8　肺動脈圧測定（スワンガンツカテーテル）	なし		あり
9　特殊な治療法等（CHDF，IABP，PCPS，補助人工心臓，ICP測定，ECMO）	なし		あり

A 得点 ☐

B　患者の状況等	患者の状態			介助の実施		評価
	0点	1点	2点	0	1	
10　寝返り	できる	何かにつかまればできる	できない			点
11　移乗	自立	一部介助	全介助	実施なし	実施あり	点
12　口腔清潔	自立	要介助		実施なし	実施あり	点
13　食事摂取	自立	一部介助	全介助	実施なし	実施あり	点
14　衣服の着脱	自立	一部介助	全介助	実施なし	実施あり	点
15　診療・療養上の指示が通じる	はい	いいえ				点
16　危険行動	ない		ある			点

（11～14の「患者の状態」×「介助の実施」＝評価）

B 得点 ☐

注）特定集中治療室用の重症度，医療・看護必要度に係る評価票の記入にあたっては，「特定集中治療室用の重症度，医療・看護必要度に係る評価票　評価の手引き」に基づき行うこと。
　　・Aについては，評価日において実施されたモニタリング及び処置等の合計点数を記載する。
　　・Bについては，評価日の「患者の状態」及び「介助の実施」に基づき判断した患者の状況等の点数を記載する。

＜特定集中治療室用の重症度，医療・看護必要度に係る基準＞
　モニタリング及び処置等に係る得点（A得点）が4点以上かつ患者の状況等に係る得点（B得点）が3点以上。

（令和2年3月5日保医発0305第2号別添6）
別紙18

「ハイケアユニット用の重症度，医療・看護必要度に係る評価票」の評価項目とその配点

（配点）

A　モニタリング及び処置等	0点	1点
1　創傷処置（①創傷の処置（褥瘡の処置を除く），②褥瘡の処置）	なし	あり
2　蘇生術の施行	なし	あり
3　呼吸ケア（喀痰吸引のみの場合及び人工呼吸器の装着の場合を除く）	なし	あり
4　点滴ライン同時3本以上の管理	なし	あり
5　心電図モニターの管理	なし	あり
6　輸液ポンプの管理	なし	あり
7　動脈圧測定（動脈ライン）	なし	あり
8　シリンジポンプの管理	なし	あり
9　中心静脈圧測定（中心静脈ライン）	なし	あり
10　人工呼吸器の管理	なし	あり
11　輸血や血液製剤の管理	なし	あり
12　肺動脈圧測定（スワンガンツカテーテル）	なし	あり
13　特殊な治療法等（CHDF, IABP, PCPS, 補助人工心臓, ICP測定, ECMO）	なし	あり

A得点 □

B　患者の状況等	患者の状態			介助の実施			評価
	0点	1点	2点	0	1		
14　寝返り	できる	何かにつかまればできる	できない				点
15　移乗	自立	一部介助	全介助	実施なし	実施あり		点
16　口腔清潔	自立	要介助		実施なし	実施あり	× =	点
17　食事摂取	自立	一部介助	全介助	実施なし	実施あり		点
18　衣服の着脱	自立	一部介助	全介助	実施なし	実施あり		点
19　診療・療養上の指示が通じる	はい	いいえ					点
20　危険行動	ない		ある				点

B得点 □

注）ハイケアユニット用の重症度，医療・看護必要度に係る評価票の記入にあたっては，「ハイケアユニット用の重症度，医療・看護必要度に係る評価票　評価の手引き」に基づき行うこと。
　・Aについては，評価日において実施されたモニタリング及び処置等の合計点数を記載する。
　・Bについては，評価日の「患者の状態」及び「介助の実施」に基づき判断した患者の状況等の点数を記載する。

＜ハイケアユニット用の重症度，医療・看護必要度に係る基準＞
　モニタリング及び処置等に係る得点（A得点）が3点以上かつ患者の状況等に係る得点（B得点）が4点以上。

（令和2年3月5日保医発0305第2号別添6）
別紙7

「一般病棟用の重症度，医療・看護必要度 Ⅰに係る評価票」の評価項目とその配点

(配点)

A　モニタリング及び処置等	0点	1点	2点
1　創傷処置 （①創傷の処置（褥瘡の処置を除く），②褥瘡の処置）	なし	あり	
2　呼吸ケア（喀痰吸引のみの場合を除く）	なし	あり	
3　点滴ライン同時3本以上の管理	なし	あり	
4　心電図モニターの管理	なし	あり	
5　シリンジポンプの管理	なし	あり	
6　輸血や血液製剤の管理	なし	あり	
7　専門的な治療・処置 （①抗悪性腫瘍剤の使用（注射剤のみ）， ②抗悪性腫瘍剤の内服の管理， ③麻薬の使用（注射剤のみ）， ④麻薬の内服，貼付，坐剤の管理， ⑤放射線治療，⑥免疫抑制剤の管理（注射剤のみ）， ⑦昇圧剤の使用（注射剤のみ）， ⑧抗不整脈剤の使用（注射剤のみ）， ⑨抗血栓塞栓薬の持続点滴の使用， ⑩ドレナージの管理，⑪無菌治療室での治療）	なし		あり
8　救急搬送後の入院（5日間）	なし		あり

A 得点

B　患者の状況等	患者の状態			介助の実施		評価
	0点	1点	2点	0	1	
9　寝返り	できる	何かにつかまれば できる	できない			点
10　移乗	自立	一部介助	全介助	実施なし	実施あり	点
11　口腔清潔	自立	要介助		実施なし	実施あり	点
12　食事摂取	自立	一部介助	全介助	実施なし	実施あり	点
13　衣服の着脱	自立	一部介助	全介助	実施なし	実施あり	点
14　診療・療養上の指示が通じる	はい	いいえ				点
15　危険行動	ない		ある			点

B 得点

C　手術等の医学的状況	0点	1点
16　開頭手術（13日間）	なし	あり
17　開胸手術（12日間）	なし	あり
18　開腹手術（7日間）	なし	あり
19　骨の手術（11日間）	なし	あり
20　胸腔鏡・腹腔鏡手術（5日間）	なし	あり
21　全身麻酔・脊椎麻酔の手術（5日間）	なし	あり
22　救命等に係る内科的治療（5日間） （①経皮的血管内治療，②経皮的心筋焼灼術等の治療， ③侵襲的な消化器治療）	なし	あり
23　別に定める検査（2日間）	なし	あり
24　別に定める手術（6日間）	なし	あり

C 得点

注）一般病棟用の重症度，医療・看護必要度 Ⅰに係る評価にあたっては，「一般病棟用の重症度，医療・看護必要度に係る評価票
　　評価の手引き」に基づき，以下のとおり記載した点数について，A～Cそれぞれ合計する。
　・A（A7①から④まで及び⑥から⑨までを除く。）については，評価日において実施されたモニタリング及び処置等の点数を記
　　載する。
　・A（A7①から④まで及び⑥から⑨までに限る。）及びCについては，評価日において，別表1に規定するレセプト電算処理シ
　　ステム用コードのうち，A又はC項目に該当する項目の点数をそれぞれ記載する。
　・Bについては，評価日の「患者の状態」及び「介助の実施」に基づき判断した患者の状況等の点数を記載する。

（令和2年3月5日保医発0305第2号別添6）
別紙7

「一般病棟用の重症度，医療・看護必要度 II に係る評価票」の評価項目とその配点

（配点）

A　モニタリング及び処置等	0点	1点	2点
1　創傷処置 （①創傷の処置（褥瘡の処置を除く），②褥瘡の処置）	なし	あり	
2　呼吸ケア（喀痰吸引のみの場合を除く）	なし	あり	
3　点滴ライン同時3本以上の管理	なし	あり	
4　心電図モニターの管理	なし	あり	
5　シリンジポンプの管理	なし	あり	
6　輸血や血液製剤の管理	なし	あり	
7　専門的な治療・処置 （①抗悪性腫瘍剤の使用（注射剤のみ）， ②抗悪性腫瘍剤の内服の管理， ③麻薬の使用（注射剤のみ）， ④麻薬の内服，貼付，坐剤の管理， ⑤放射線治療，⑥免疫抑制剤の管理（注射剤のみ）， ⑦昇圧剤の使用（注射剤のみ）， ⑧抗不整脈剤の使用（注射剤のみ）， ⑨抗血栓塞栓薬の持続点滴の使用， ⑩ドレナージの管理，⑪無菌治療室での治療）	なし		あり
8　緊急に入院を必要とする状態（5日間）	なし		あり

A 得点

B　患者の状況等	患者の状態			介助の実施		評価
	0点	1点	2点	0	1	
9　寝返り	できる	何かにつかまれば できる	できない			点
10　移乗	自立	一部介助	全介助	実施なし	実施あり	点
11　口腔清潔	自立	要介助		実施なし	実施あり	点
12　食事摂取	自立	一部介助	全介助	実施なし	実施あり	点
13　衣服の着脱	自立	一部介助	全介助	実施なし	実施あり	点
14　診療・療養上の指示が通じる	はい	いいえ				点
15　危険行動	ない		ある			点

（患者の状態 × 介助の実施 ＝ 評価）

B 得点

C　手術等の医学的状況	0点	1点
16　開頭手術（13日間）	なし	あり
17　開胸手術（12日間）	なし	あり
18　開腹手術（7日間）	なし	あり
19　骨の手術（11日間）	なし	あり
20　胸腔鏡・腹腔鏡手術（5日間）	なし	あり
21　全身麻酔・脊椎麻酔の手術（5日間）	なし	あり
22　救命等に係る内科的治療（5日間） （①経皮的血管内治療，②経皮的心筋焼灼術等の治療， ③侵襲的な消化器治療）	なし	あり
23　別に定める検査（2日間）	なし	あり
24　別に定める手術（6日間）	なし	あり

C 得点

注）一般病棟用の重症度，医療・看護必要度 II に係る評価にあたっては，「一般病棟用の重症度，医療・看護必要度に係る評価票
　　評価の手引き」に基づき，以下のとおり記載した点数について，A～C それぞれ合計する。
　　・A 及び C については，評価日において，別表1に規定するレセプト電算処理システム用コードのうち，A 又は C 項目に該当
　　　する項目の合計点数をそれぞれ記載する。
　　・B については，評価日の「患者の状態」及び「介助の実施」に基づき判断した患者の状況等の点数を記載する。

4. 「看護必要度」評価における前提

　「看護必要度」の「評価の手引き」では，2020（令和2）年度の診療報酬改定において，アセスメント共通事項の8事項，B項目共通事項の5事項，C項目共通事項の2事項が定義されています。

　　1. アセスメント共通事項（8事項）
　　　（2020年度診療報酬改定では，以下のように定義されています）
　　　（1）評価の対象
　　　（2）評価日及び評価項目
　　　（3）評価対象時間
　　　（4）評価対象場所
　　　（5）評価対象の処置・介助等*
　　　（6）評価者
　　　（7）評価の判断
　　　（8）評価の根拠*
　　　＊必要度Ⅱでは記載なし。

　　2. B項目共通事項（5事項）

　　3. C項目共通事項（2事項）

　　　● 凡例

> ■各表は，以下に挙げる法令・通知〈2020（令和2）年度診療報酬関連通知〉の内容からまとめました。
>
> ■法令・通知とその略称：
> ○基本診療料の施設基準等の一部を改正する件（告示）（令和2年厚生労働省告示第58号）→告示第58号
> ○基本診療料の施設基準等及びその届出に関する手続きの取扱いについて（通知）（令和2年3月5日保医発0305第2号）→取扱通知
>
> ■用語解説：
> ［看護必要度に係る診療報酬上の表現］
> ○看護職員＝看護師及び准看護師
> ○看護職員等＝看護職員，薬剤師及び理学療法士等
> ［診療報酬上の表現］
> ○看護職員＝看護師及び准看護師
> ○看護要員＝看護職員（看護師及び准看護師）及び看護補助者

1. アセスメント共通事項

（1）評価の対象

「評価の対象」を表 1-2 に示します。

表1-2 ● 評価の対象

（告示第58号，取扱通知別添6）

評価票	判断基準
一般病棟用の重症度，医療・看護必要度 I に係る評価票 （別紙7） （p.27 参照）	急性期一般入院基本料（許可病床数 400 床以上の保険医療機関であって急性期一般入院基本料（急性期一般入院料7を除く。）の届出を行っている場合を除く。），7対1入院基本料（結核病棟入院基本料，特定機能病院入院基本料（結核病棟に限る。）及び専門病院入院基本料），10対1入院基本料（特定機能病院入院基本料（一般病棟に限る。）及び専門病院入院基本料），地域一般入院料1，総合入院体制加算（一般病棟入院基本料，特定一般病棟入院料），看護補助加算1（地域一般入院基本料，13対1入院基本料），一般病棟看護必要度評価加算（専門病院入院基本料，特定一般病棟入院料），脳卒中ケアユニット入院医療管理料並びに地域包括ケア病棟入院料（地域包括ケア入院医療管理料及び特定一般病棟入院料（地域包括ケア入院医療管理が行われる場合）を算定する場合も含む。以下「地域包括ケア病棟入院料等」という。）を届け出ている病棟に入院している患者であり，産科患者，15歳未満の小児患者，短期滞在手術等基本料を算定する患者及び DPC 対象病院において短期滞在手術等基本料2又は3の対象となる手術，検査又は放射線治療を行った患者（基本診療料の施設基準等第十の三（3）及び四に係る要件以外の短期滞在手術等基本料に係る要件を満たす場合に限る。）は評価の対象としない。

表1-2 ● 評価の対象（続き）

評価票	判断基準
一般病棟用の重症度，医療・看護必要度 II に係る評価票 （別紙7） （p.28 参照）	急性期一般入院基本料，7対1入院基本料（結核病棟入院基本料，特定機能病院入院基本料（一般病棟，結核病棟に限る。）及び専門病院入院基本料），10対1入院基本料（特定機能病院入院基本料（一般病棟に限る。）及び専門病院入院基本料），地域一般入院料1，総合入院体制加算（一般病棟入院基本料，特定一般病棟入院料），看護補助加算1（地域一般入院基本料，13対1入院基本料），一般病棟看護必要度評価加算（専門病院入院基本料，特定一般病棟入院料），脳卒中ケアユニット入院医療管理料並びに地域包括ケア病棟入院料（地域包括ケア入院医療管理料及び特定一般病棟入院料（地域包括ケア入院医療管理が行われる場合）を算定する場合も含む。以下「地域包括ケア病棟入院料等」という。）を届け出ている病棟に入院している患者であり，産科患者，15歳未満の小児患者，短期滞在手術等基本料を算定する患者及びDPC対象病院において短期滞在手術等基本料2又は3の対象となる手術，検査又は放射線治療を行った患者（基本診療料の施設基準等第十の三（3）及び四に係る要件以外の短期滞在手術等基本料に係る要件を満たす場合に限る。）は評価の対象としない。また，歯科の入院患者（同一入院中に医科の診療も行う期間については除く。）についても評価の対象としない。
特定集中治療室用の重症度，医療・看護必要度に係る評価票 （別紙17）（p.25 参照）	救命救急入院料及び特定集中治療室管理料を届け出ている治療室に入院している患者であり，短期滞在手術等基本料を算定する患者及びDPC対象病院において短期滞在手術等基本料2又は3の対象となる手術，検査又は放射線治療を行った患者（基本診療料の施設基準等第十の三（3）及び四に係る要件以外の短期滞在手術等基本料に係る要件を満たす場合に限る。）は評価の対象としない。

表1–2 ●評価の対象（続き）

評価票	判断基準
ハイケアユニット用の重症度，医療・看護必要度に係る評価票（別紙18）（p.26 参照）	ハイケアユニット入院医療管理料を届け出ている治療室に入院している患者であり，短期滞在手術等基本料を算定する患者及びDPC対象病院において短期滞在手術等基本料2又は3の対象となる手術，検査又は放射線治療を行った患者（診療料の施設基準等第十の三（3）及び四に係る要件以外の短期滞在手術等基本料に係る要件を満たす場合に限る。）は評価の対象としない。

（2）評価日及び評価項目

「評価日及び評価項目」を表1–3に示します。

表1–3 ●評価日及び評価項目

（取扱通知別添6）

評価票	判断基準
一般病棟用の重症度，医療・看護必要度Ⅰ，Ⅱに係る評価票（別紙7）（p.27〜28 参照）	患者に行われたモニタリング及び処置等（A項目），患者の状況等（B項目）並びに手術等の医学的状況（C項目）について，毎日評価を行うこと。ただし，地域包括ケア病棟入院料等については，A項目及びC項目のみの評価とし，毎日評価を行うこと。
特定集中治療室用の重症度，医療・看護必要度に係る評価票（別紙17）（p.25 参照）	患者に行われたモニタリング及び処置等（A項目），患者の状況等（B項目）について，毎日評価を行うこと。
ハイケアユニット用の重症度，医療・看護必要度に係る評価票（別紙18）（p.26 参照）	患者に行われたモニタリング及び処置等（A項目），患者の状況等（B項目）について，毎日評価を行うこと。

（3）評価対象時間

「評価対象時間」を表1-4に示します。

表1-4 ● 評価対象時間　　　　　　　　　　　　　　（取扱通知別添6）

評価票	判断基準
一般病棟用の重症度，医療・看護必要度 I，II に係る評価票（別紙7）（p.27〜28参照） 特定集中治療室用の重症度，医療・看護必要度に係る評価票（別紙17）（p.25参照） ハイケアユニット用の重症度，医療・看護必要度に係る評価票（別紙18）（p.26参照）	0時から24時の24時間であり，重複や空白時間を生じさせないこと。 外出・外泊や検査・手術等の理由により，全ての評価対象時間の観察を行うことができない患者の場合であっても，当該病棟，当該治療室に在棟，在室していた時間があった場合は，評価の対象とすること。ただし，評価対象日の0時から24時の間，外泊している患者は，当該外泊日については，評価対象とならない。 退院（室）日は，当日の0時から退院（室）時までを評価対象時間とする。退院（室）日の評価は行うが，基準を満たす患者の算出にあたり延べ患者数には含めない。ただし，入院した日に退院（死亡退院を含む）した患者は，延べ患者数に含めるものとする。

（取扱通知をもとに筒井が作成）

院内で正式に認められた記録（評価の根拠となる記録）

〈患者個人の評価項目に関する経過記録〉
　個々の患者について観察した事項および実施した看護の内容等を看護職員が記録するもの。
　ただし，病状安定期においては診療録の検温表等に状態の記録欄を設け，その要点を記録する程度でもよい。
〈医師による指示書〉
　A項目に関する処置や薬剤の投与の指示
　B項目に関する制限の指示
〈クリニカルパス〉
　B項目に関する制限の指示

院内で正式に認められていない記録

| 評価前日
0時・・・・・・24時 | 評価当日
0時・・・・・・24時 | 評価翌日
0時・・・・・ |

評価は，評価当日の0〜24時を対象とした評価の根拠となる記録から，有事象（評価票で1点以上を評価する場合）の記録により評価する。

必要度 I におけるA項目（「専門的な治療・処置」のうち，薬剤の使用を評価する項目を除く）については，評価の根拠となる記録が求められる。

（4）評価対象場所

「評価対象場所」を表 1–5 に示します。

表 1–5 ● 評価対象場所

（取扱通知別添6）

評価票	判断基準
一般病棟用の重症度, 医療・看護必要度 I, II に係る評価票（別紙7）（p.27〜28 参照） 特定集中治療室用の重症度, 医療・看護必要度に係る評価票（別紙17）（p.25 参照） ハイケアユニット用の重症度, 医療・看護必要度に係る評価票（別紙18）（p.26 参照）	原則として，当該病棟（治療室）内を評価の対象場所とし，当該病棟（治療室）以外で実施された治療，処置，看護及び観察については，評価の対象場所に含めない。ただし，A 項目の専門的な治療・処置のうち，放射線治療及び C 項目の手術等の医学的状況については，当該医療機関内における治療を評価の対象場所とする。 また，「危険行動」の項目については，他施設（他病棟）からの転院（転棟）の際は，看護職員等が記載した記録物により評価対象期間内の「危険行動」が確認できる場合は，評価の対象に含める。

（5）評価対象の処置・介助等

「評価対象の処置・介助等」を表 1–6 に示します。

表 1–6 ● 評価対象の処置・介助等

（取扱通知別添6）

評価票	判断基準
一般病棟用の重症度, 医療・看護必要度 I に係る評価票（別紙7）（p.27 参照） 特定集中治療室用の重症度, 医療・看護必要度に係る評価票（別紙17）（p.25 参照） ハイケアユニット用の重症度, 医療・看護必要度に係る評価票（別紙18）（p.26 参照）	当該病棟（治療室）で実施しなければならない処置・介助等の実施者，又は医師の補助の実施者は，当該病棟（治療室）に所属する看護職員でなければならない。ただし，一部の評価項目において，薬剤師，理学療法士等が当該病棟（治療室）内において実施することを評価する場合は，病棟（治療室）所属の有無は問わない。 なお，A 項目の評価において，医師が単独で処置等を行った後に，当該病棟（治療室）の看護職員が当該処置等を確認し，実施記録を残す場合も評価に含めるものとする。 A 項目の処置の評価においては，訓練や退院指導等の目的で実施する行為は評価の対象に含めないが，B 項目の評価においては，患者の訓練を目的とした行為であっても評価の対象に含めるものとする。 A 項目の薬剤の評価については，臨床試験であっても評価の対象に含めるものとする。

（6）評価者

「評価票の記入者」を表 1-7 に示します。

表 1-7 ● 評価者

（取扱通知別添 2, 4, 6）

評価票	判断基準
一般病棟用の重症度, 医療・看護必要度 Ⅰ, Ⅱ に係る評価票 （別紙 7） （p.27〜28 参照） 特定集中治療室用の重症度, 医療・看護必要度に係る評価票 （別紙 17） （p.25 参照） ハイケアユニット用の重症度, 医療・看護必要度に係る評価票 （別紙 18） （p.26 参照）	院内研修を受けた者が行う。医師, 薬剤師, 理学療法士等が一部の項目の評価を行う場合も院内研修を受けること。 コード一覧を用いて評価を行う項目については, 当該評価者により各選択肢の判断を行う必要はない。 実際に, 患者の重症度, 医療・看護必要度が正確に測定されているか定期的に院内で確認*を行うこと。

* 2012（平成 24）年度診療報酬改定に際して追加された重要事項（2018 年度までの表記は「検証」）。

（7）評価の判断

「評価の判断」を表1-8に示します。

表1-8 ● 評価の判断　　　　　　　　　　　　　　　（取扱通知別添6）

評価票	判断基準
一般病棟用の重症度,医療・看護必要度 Ⅰ,Ⅱに係る評価票（別紙7）（p.27〜28 参照）	アセスメント共通事項,B項目共通事項及び項目ごとの選択肢の判断基準等に従って実施すること。独自に定めた判断基準により評価してはならない。
特定集中治療室用の重症度,医療・看護必要度に係る評価票（別紙17）（p.25 参照）	
ハイケアユニット用の重症度,医療・看護必要度に係る評価票（別紙18）（p.26 参照）	

（8）評価の根拠

「評価の根拠」を表1–9に示します。

表1–9 ● 評価の根拠

評価票	判断基準
一般病棟用の重症度, 医療・看護必要度 Ⅰ に係る評価票 （別紙7） （p.27参照） 特定集中治療室用の 重症度, 医療・看護 必要度に係る評価票 （別紙17） （p.25参照） ハイケアユニット用の 重症度, 医療・看護 必要度に係る評価票 （別紙18） （p.26参照）	評価は, 観察と記録に基づいて行い, 推測は行わないこと。当日の実施記録が無い場合は評価できないため, A項目では「なし」, B項目では自立度の一番高い評価とする。A項目の評価（コード一覧による評価の場合を除く）においては, 後日, 第三者が確認を行う際に, 記録から同一の評価を導く根拠となる記録を残しておく必要があるが, 項目ごとの記録を残す必要はない。 記録は, 媒体の如何を問わず, 当該医療機関において正式に承認を得て保管されているものであること。また, 原則として医師及び当該病棟（治療室）の看護職員による記録が評価の対象となるが, 評価項目によっては, 医師及び当該病棟（治療室）の看護職員以外の職種の記録も評価の根拠となり得るため, 記録方法について院内規定を設ける等, 工夫すること。 なお, B項目については「患者の状態」が評価の根拠となることから, 重複する記録を残す必要はない。

★理解を進めるために：次項「3.「看護必要度」評価のための学習ツール」およびPart 2で解説する「A項目・B項目・C項目評価のフローチャート」を参照してください。

2. B項目共通事項

「B項目共通事項」を表1-10に示します。

表1-10 ● B項目共通事項
(取扱通知別添6)

判断要素	判断基準
1）装具装着後の評価	義手・義足・コルセット等の装具を使用している場合には，装具を装着した後の状態に基づいて評価を行う。
2）異なる状態がある場合の評価	評価時間帯のうちに状態が変わり，異なる状態の記録が存在する場合には，自立度の低い方の状態をもとに評価を行うこと。
3）動作確認に基づく評価	当該動作が制限されていない場合には，可能であれば動作を促し，観察した結果をもとに「患者の状態」を評価すること。動作の確認をできなかった場合には，通常，介助が必要な状態であっても「できる」又は「自立」とする。
4）動作制限がある場合の評価	医師の指示によって，当該動作が制限されていることが明確である場合には，各選択肢の留意点を参考に評価する。この場合，医師の指示に係る記録があること。ただし，動作が禁止されているにもかかわらず，患者が無断で当該動作を行ってしまった場合には「できる」又は「自立」とする。
5）得点の算出方法	「移乗」「口腔清潔」「食事摂取」「衣服の着脱」については，「患者の状態」と「介助の実施」とを乗じた点数とすること。

★理解を進めるために：次項「3.「看護必要度」評価のための学習ツール」およびPart 2で解説する「A項目・B項目・C項目評価のフローチャート」を参照してください。

3. C項目共通事項

「C項目共通事項」を表1–11に示します。

表1–11 ● C項目共通事項 （取扱通知別添6）

判断要素	判断基準
1）対象手術等	コード一覧に掲載されているコードについて，評価日における入力の有無及び当該コードに係る手術等の実施当日からの日数によって判断すること。
2）対象期間	各選択肢の判断基準に示された手術等の実施当日からの日数については，実施当日を含む日数であること。

★理解を進めるために：次項「3.「看護必要度」評価のための学習ツール」および Part 2 で解説する「A項目・B項目・C項目評価のフローチャート」を参照してください。

「看護必要度」の
評価を正しく行う
ために

3.「看護必要度」評価
のための
学習ツール

★ここでは,「評価の手引き」の内容をもとに作成
　された学習ツール（フローチャート）を紹介しま
　す。
★本ツールを使ってトレーニングすることにより,
　各項目を精確に評価できる思考プロセスが身につ
　きます。

1. 「看護必要度」A 項目とは……

A項目は，病棟における「創傷処置」「呼吸ケア（喀痰吸引のみの場合を除く）」等の看護業務（処置）や，「心電図モニターの管理」「シリンジポンプの管理」「専門的な治療・処置（ドレナージの管理）」等の看護職員等によるモニタリング・管理を評価する内容（15項目）になっています。

評価する前に注意する事項

これらの「モニタリング及び処置等」を評価するA項目は，患者に対して24時間（当日の0時から24時まで）の間に実際に行われたモニタリングや処置等の内容であり，看護職員等が患者状況を見て，「この患者にはこの処置が必要である」と考えた必要性や，「この患者にはきっとこの処置がなされていたに違いない」といった推測に基づいて判断するものではないことが前提になります。

また，評価する内容の「定義」および評価についての「判断基準」と「留意点」については，項目ごとに「評価の手引き」にまとめられていますので，常に「評価の手引き」の内容を確認しながら評価することが重要です（曖昧な記憶の中で評価を行うことは，間違った評価結果を生む可能性が高いので，決して行わないこと）。

>>> A項目「モニタリング及び処置等」の評価手順

「一般病棟用の重症度，医療・看護必要度Ⅰ」（以下，必要度Ⅰ）の「専門的な治療・処置」の薬剤の使用を評価する項目（①～④，⑥～⑨）と，「一般病棟用の重症度，医療・看護必要度Ⅱ」（以下，必要度Ⅱ）の全ての項目については，A項目評価のフローチャート（コード型）により評価し，その他については，A項目評価のフローチャート（標準型）により評価してください。

コード型による評価の場合は，当該評価項目に記載のある薬剤に限り評価できることになります。当該薬剤の類似薬・後発医療品と考えられる薬剤であっても評価の対象にならないことになりましたので，注意してください。

標準型の場合の評価は，以下のようになります。

Step 1 記録の有無の確認

まず，**Step 1** では，患者の評価を行う前に，評価を行う材料として看護記録等の中に評価する内容が記載されているかどうかを確認します。

ここで注意しなければならない事項としては，「評価の手引き」では「評価対象時間は，

0 時から 24 時の 24 時間である」こと，「評価は，観察と記録に基づいて行い，推測は行わないこと」とされているので，その記録自体が，「いつの時点の記録なのか」「評価対象日の 0 時から 24 時の記録であるのかどうか」ということです。

ここで記録が確認された場合には → (Step 2) へ進みます。

記録自体がない場合は，そのモニタリング・処置等については**実施されていないものと判断する**ことになっているので，その項目の評価結果については → 「なし」 となります。

▶入院日・退院日等で 24 時間の評価が行えない患者の場合

> 入院日については，当該病棟（治療室）に入院（入室）した時点から 24 時までで評価を行います。退院日は，当日の 0 時から退院時までを評価対象時間とします。評価対象日の 0 時から 24 時の間外泊している患者は，当該外泊日は評価対象となりません。

(Step 2) 実施した状況による評価

この (Step 2) では，モニタリング・処置等を実施した①**実施場所**と②**実施者**について確認します。

評価対象となる場所は，「当該病棟（当該治療室）内」とされているので，手術室や透析室，X 線撮影室等において行われたモニタリング・処置等の内容は，実施されていてもこの評価には含めないこととなっています。ただし，「専門的な治療・処置」の「放射線治療」の評価については，当該医療機関内における治療を評価に含めます。

モニタリング・処置等の実施者は，看護職員（看護師，准看護師）ですが，医師が単独で処置を行った後に，当該病棟（治療室）の看護職員が当該処置を確認し，実施記録を残すことで評価に含めることができます。また，一部の評価項目においては，「看護職員等」と記載されている場合，薬剤師および理学療法士等の処置・介助等も評価に含めます。

これら 2 つの内容について，確認が取れた場合については → (Step 3) へ進みます。

いずれかが該当しない内容がある場合には，評価は → 「なし」 となります。

(Step 3) 実施した内容による評価

最後に (Step 3) では，各項目の「評価の手引き」にある定義・留意点のとおりに実施したかどうかを確認します。

「評価の手引き」にある定義・留意点のとおり実施した場合は → 「あり」 となります。

「評価の手引き」にある定義・留意点のとおり実施していない場合は → 「なし」 となります。

▶評価対象時間について

評価は入・退院(室)もしくは24時を区切りとし，歴日(0時から24時まで)で評価しなければなりません。つまり，24時を境にして記録を残しておく必要があります。これにより，記録を根拠とした評価が可能になります。

【薬剤の持続的な投与について】

①注射：一時的なワンショットの注射は，持続的な投与の対象ではありません。

②点滴(輸液ポンプやシリンジポンプを含む)のような持続的な手法の場合：実施時間全てが評価対象となります。

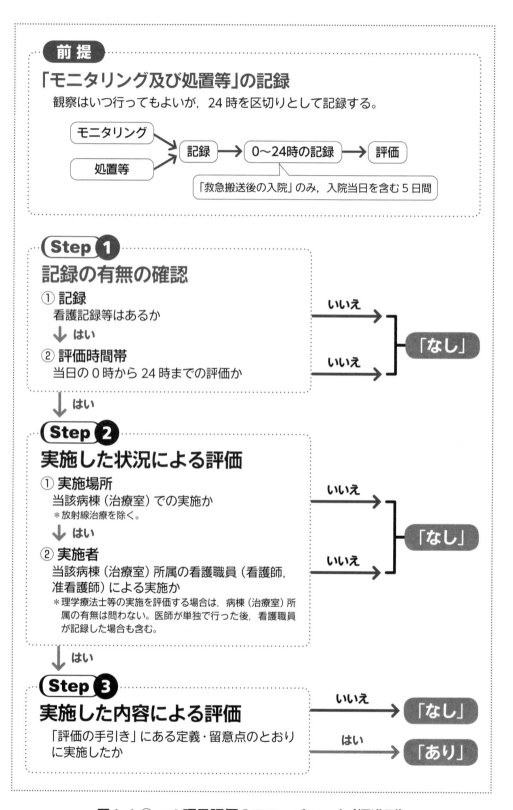

図1-1 ① ● A項目評価のフローチャート（標準型）

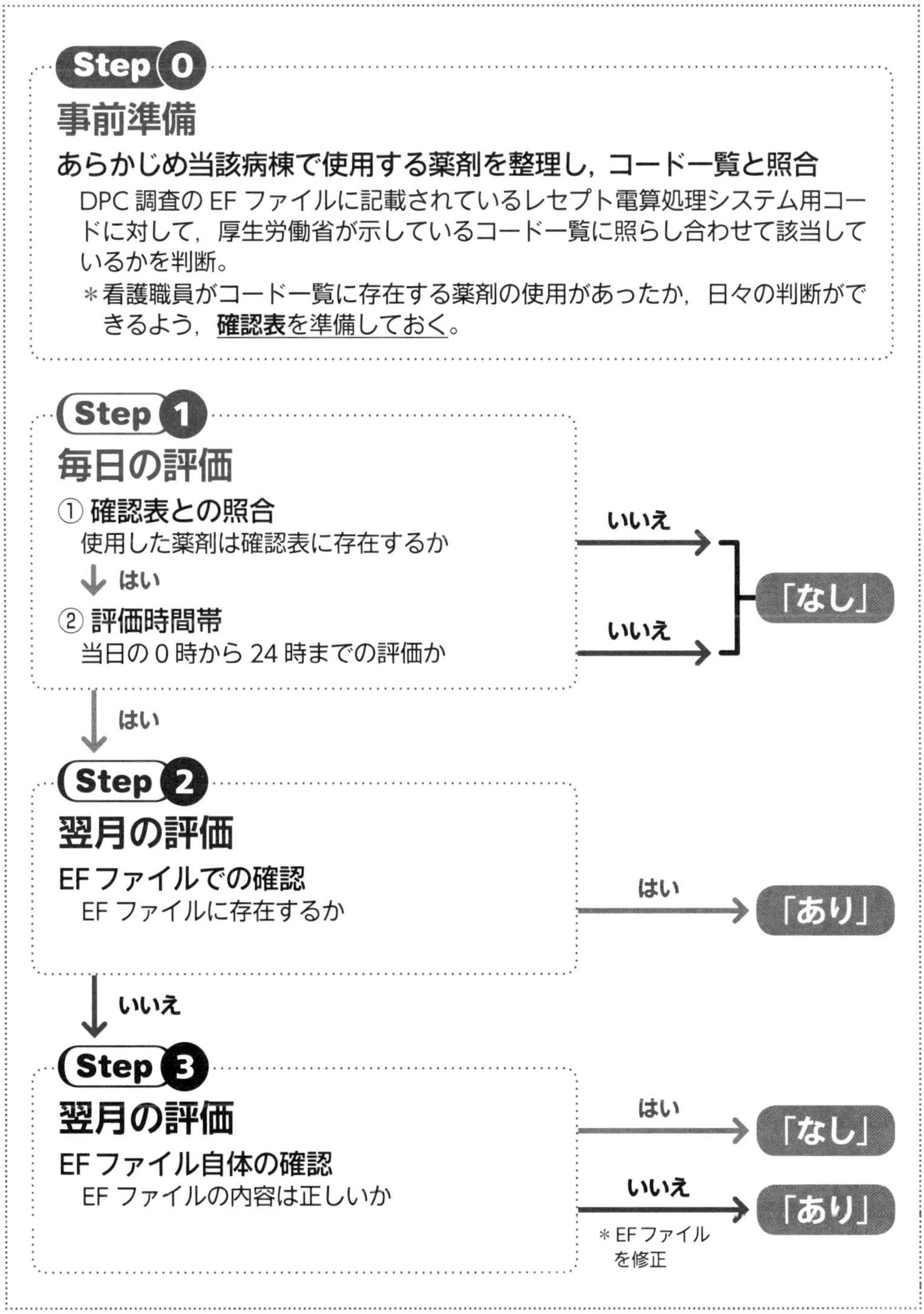

Step 0

事前準備

あらかじめ当該病棟で使用する薬剤を整理し，コード一覧と照合

　DPC 調査の EF ファイルに記載されているレセプト電算処理システム用コードに対して，厚生労働省が示しているコード一覧に照らし合わせて該当しているかを判断。

　＊看護職員がコード一覧に存在する薬剤の使用があったか，日々の判断ができるよう，**確認表**を準備しておく。

Step 1

毎日の評価

① 確認表との照合
　　使用した薬剤は確認表に存在するか
　　↓ はい
② 評価時間帯
　　当日の 0 時から 24 時までの評価か

いいえ →
いいえ →
「なし」

↓ はい

Step 2

翌月の評価

EF ファイルでの確認
　　EF ファイルに存在するか

はい → **「あり」**

↓ いいえ

Step 3

翌月の評価

EF ファイル自体の確認
　　EF ファイルの内容は正しいか

はい → **「なし」**

いいえ → **「あり」**
＊ EF ファイル
　を修正

図 1–1 ② ● A 項目評価のフローチャート（コード型）

2. 「看護必要度」B項目とは……

　B項目については，2016（平成28）年度診療報酬改定により一般病棟用，特定集中治療室用，ハイケアユニット用において項目が統一されましたが，2020（令和2）年度診療報酬改定で，「患者の状態」と「介助の実施」の2段階で評価し，いずれの評価票でも共通の7項目で評価することになりました。

評価する前に注意する事項

　「患者の状況等」を評価するB項目は，A項目と同様に，24時間（当日の0時から24時まで）の「患者の状態」および実際に行われた「介助の実施」を評価するものであり，看護職員等が患者状況を見て，「この患者にはこの介助が必要である」と考えた必要性や，「この患者はきっとこの動作はできるに違いない」といった推測に基づいて判断するものではないことが前提になります。

　また，評価する内容の「定義」および評価についての「判断基準」と「留意点」については，項目ごとに「評価の手引き」にまとめられていますので，常に「評価の手引き」の内容を確認しながら評価することが重要です（曖昧な記憶の中で評価を行うことは，間違った評価結果を生む可能性が高いので，決して行わないこと）。

>>> B項目「患者の状況等」の評価手順

　介助を評価する項目（「移乗」「口腔清潔」「食事摂取」「衣服の着脱」）については，B項目評価のフローチャート（介助型）により評価し，その他の項目（「寝返り」「診療・療養上の指示が通じる」「危険行動」）については，B項目評価のフローチャート（その他）により評価します。

　2020年度診療報酬改定により，施設基準等においては，B項目に関する根拠となる記録が不要となりましたが，看護管理の臨床上の看護記録が不要になったわけではありませんので，誤解しないようにしてください。

　介助型の場合の評価は，以下のようになります。

Step 1 動作制限の有無の確認（介助型）

　まず，Step 1 では，「患者の状況等」について記録された内容を確認する上で，対象となっている患者に動作制限があるかどうかを確認します。

　評価対象となっている患者について，医師の指示により，その動作を行うことが制限されている場合には，「患者の状態」は → 「全介助」または「要介助」と評価します。

動作制限のない場合は → (Step❷) へ進みます。

　動作が禁止されているにもかかわらず，患者が無断で当該動作を行ってしまった場合には，「患者の状態」は → 「自立」 と評価します。

(Step❷) 患者の状態の評価（介助型）

　この (Step❷) では，患者がその動作を自分1人で行っていれば → 「自立」 と評価します。介助を必要とする場合，その状況によって → 「全介助」 「一部介助」 等の選択肢を選びます。

　評価時間帯のうちに状態が変わり，異なる状態の記録が存在する場合には，自立度の低い方の状態をもとに評価します。

　「介助の実施」の有無については，(Step❸) で評価します。

▶義手・義足・コルセット等の装具を使用している場合

> 　義手・義足・コルセット等の装具を使用している場合においては，その装具の有無が，介助が必要かどうかにかかわります。
> 　B項目では，義手・義足・コルセット等の装具を使用している場合には，その装具を装着した後の状態に基づいて評価を行うことになっています。

(Step❸) 介助の実施の評価（介助型）

　最後に (Step❸) では，評価当日に介助が行われたかどうかを評価します。介助型で評価する項目については，「患者の状態」のいかんにかかわらず，介助が行われなければ，「介助の実施」は → 「実施なし」 つまり「0」という評価になります。また，患者の心身の状態などを理由に介助を実施したのであれば → 「実施あり」 つまり「1」という評価になります。「患者の状態」と「介助の実施」を乗じたものが，B項目の得点となります。

　介助型ではないB項目（その他）の場合の評価は，下記となります。

(Step❶) 動作制限の有無の確認（その他）

　その他では，動作制限の有無については，「寝返り」のみが確認の対象となります。医師の指示により，当該動作が制限されている場合には，「患者の状態」は → 「できない」 という評価になります。

　動作制限のない場合は → (Step❷) へ進みます。

　当該動作を患者が無断で行ってしまった場合には，「患者の状態」は → 「できる」 と評価します。

(Step 2) 患者の状態の評価（その他）

この (Step 2) では，患者がその動作を自分 1 人で行っていれば（介助も受けていない）・問題がなければ，「患者の状態」は → 「できる」 「はい」 「ない」 と評価します。

「寝返り」については，医師により当該動作が制限されていない場合は，可能であれば動作を促し，観察した結果をもとに評価します。

有事象*となった場合は → (Step 3) へ進みます。

＊有事象とは，1 点以上の評価となる状況のことをいいます。

(Step 3) 有事象の状態の評価（その他）

最後に (Step 3) では，有事象の状態を評価項目の定義に従って評価します。

「寝返り」では，介助（ベッド柵に患者の手をつかまらせるなど）があれば → 「できない」 と評価します。介助がなく，何かにつかまれば自分 1 人でできる場合に → 「何かにつかまればできる」 と評価し，つかまっても自分 1 人でできない場合に → 「できない」 と評価します。動作制限があるにもかかわらず，患者が無断で当該動作を行った場合は (Step 1) で示したように → 「できる」 と評価しますが，心身の状態などの理由で介助した場合は → 「できない」 と評価します。

「危険行動」では，定義に従った有事象の状況が，評価対象期間において発生している場合に → 「ある」 と評価します。

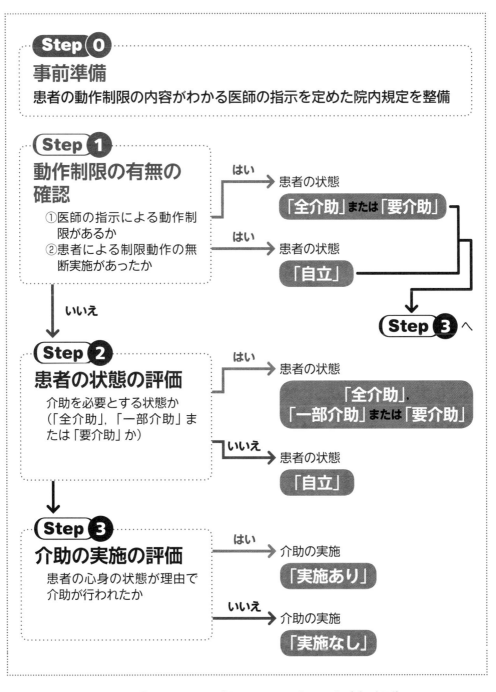

図1-2 ① ● B項目評価のフローチャート（介助型）

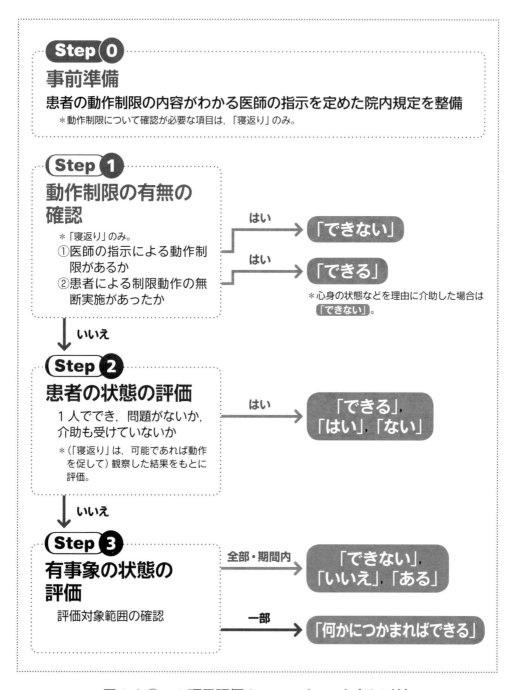

Step 0

事前準備

患者の動作制限の内容がわかる医師の指示を定めた院内規定を整備

＊動作制限について確認が必要な項目は,「寝返り」のみ。

Step 1

動作制限の有無の確認

＊「寝返り」のみ。
①医師の指示による動作制限があるか
②患者による制限動作の無断実施があったか

　はい → 「できない」

　はい → 「できる」

＊心身の状態などを理由に介助した場合は「できない」。

　いいえ

Step 2

患者の状態の評価

1人ででき,問題がないか,介助も受けていないか

＊(「寝返り」は,可能であれば動作を促して)観察した結果をもとに評価。

　はい → 「できる」,「はい」,「ない」

　いいえ

Step 3

有事象の状態の評価

評価対象範囲の確認

　全部・期間内 → 「できない」,「いいえ」,「ある」

　一部 → 「何かにつかまればできる」

図1-2 ② ● B項目評価のフローチャート(その他)

3. 「看護必要度」C 項目とは……

　C 項目は，2016（平成 28）年度診療報酬改定により，新たに設けられた項目です。当該医療機関内において実施された「開頭手術」「開胸手術」「開腹手術」等の手術等の医学的状況を評価する内容（9 項目）となっています。

>>> C 項目「手術等の医学的状況」の評価手順

　C 項目は，必要度 I と必要度 II 共通で，C 項目評価のフローチャート（コード型）により評価します。コード型による評価では，評価項目ごとに定められたレセプト電算処理システム用コードのみが評価の対象になります。毎日評価するとともに，EF 統合ファイル（以下，EF ファイル）が作成された後は，EF ファイルとの整合性が確保されていることを確認してください。

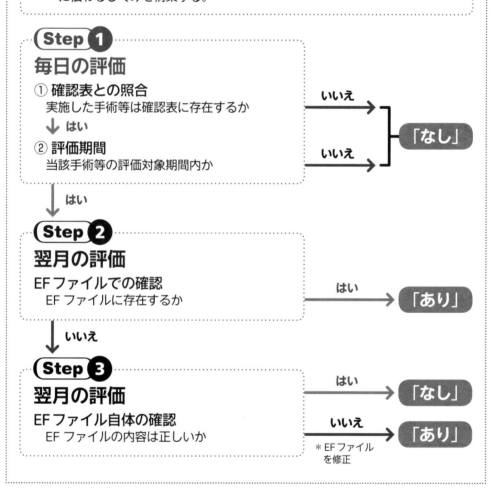

図1-3 ● C項目評価のフローチャート（コード型）

A項目・B項目・C項目
評価のフローチャート

A項目・B項目・C項目対象別参照一覧表

● 自分が評価を行う病棟（治療室）に使用する評価票と必要なアセスメント項目を確認しましょう。
● 必要度Ⅰ，Ⅱ：一般病棟用。脳卒中ケアユニット，地域包括ケア病棟（A・C項目のみ）にも適用。
  ICU：特定集中治療室用。救命救急病棟にも適用。HCU：ハイケアユニット用。

項目番号	項目名	評価票			
		必要度Ⅰ	必要度Ⅱ	ICU	HCU
A-1-①	創傷処置　創傷の処置（褥瘡の処置を除く）	○	◎		○
A-1-②	創傷処置　褥瘡の処置	○	◎		○
A-2	蘇生術の施行				○
A-3／一般	呼吸ケア（喀痰吸引のみの場合を除く）	○	◎		
A-3／HCU	呼吸ケア（喀痰吸引のみの場合及び人工呼吸器の装着の場合を除く）				○
A-4	点滴ライン同時3本以上の管理	○	◎		○
A-5	心電図モニターの管理	○	○	○	○
A-6	輸液ポンプの管理			○	○
A-7	動脈圧測定（動脈ライン）			○	○
A-8	シリンジポンプの管理	○	◎	○	○
A-9	中心静脈圧測定（中心静脈ライン）			○	○
A-10	人工呼吸器の管理			○	○
A-11	輸血や血液製剤の管理	○	◎	○	○
A-12	肺動脈圧測定（スワンガンツカテーテル）			○	○
A-13	特殊な治療法等（CHDF, IABP, PCPS, 補助人工心臓, ICP測定, ECMO）			○	○
A-14-①	専門的な治療・処置　抗悪性腫瘍剤の使用（注射剤のみ）	◎	◎		
A-14-②	専門的な治療・処置　抗悪性腫瘍剤の内服の管理	◎	◎		
A-14-③	専門的な治療・処置　麻薬の使用（注射剤のみ）	◎	◎		
A-14-④	専門的な治療・処置　麻薬の内服、貼付、坐剤の管理	◎	◎		
A-14-⑤	専門的な治療・処置　放射線治療	◎	◎		
A-14-⑥	専門的な治療・処置　免疫抑制剤の管理（注射剤のみ）	◎	◎		
A-14-⑦	専門的な治療・処置　昇圧剤の使用（注射剤のみ）	◎	◎		
A-14-⑧	専門的な治療・処置　抗不整脈剤の使用（注射剤のみ）	◎	◎		
A-14-⑨	専門的な治療・処置　抗血栓塞栓薬の持続点滴の使用	◎	◎		
A-14-⑩	専門的な治療・処置　ドレナージの管理	○	◎		
A-14-⑪	専門的な治療・処置　無菌治療室での治療	○	◎		
A-15-Ⅰ	救急搬送後の入院（5日間）	○			
A-15-Ⅱ	緊急に入院を必要とする状態（5日間）		◎		
B-1	寝返り	○	○	○	○
B-2	移乗	○	○	○	○
B-3	口腔清潔	○	○	○	○
B-4	食事摂取	○	○	○	○
B-5	衣服の着脱	○	○	○	○
B-6	診療・療養上の指示が通じる	○	○	○	○
B-7	危険行動	○	○	○	○
C-1	開頭手術（13日間）	◎	◎		
C-2	開胸手術（12日間）	◎	◎		
C-3	開腹手術（7日間）	◎	◎		
C-4	骨の手術（11日間）	◎	◎		
C-5	胸腔鏡・腹腔鏡手術（5日間）	◎	◎		
C-6	全身麻酔・脊椎麻酔の手術（5日間）	◎	◎		
C-7-①	救命等に係る内科的治療（5日間）　経皮的血管内治療	◎	◎		
C-7-②	救命等に係る内科的治療（5日間）　経皮的心筋焼灼術等の治療	◎	◎		
C-7-③	救命等に係る内科的治療（5日間）　侵襲的な消化器治療	◎	◎		
C-8	別に定める検査（2日間）	◎	◎		
C-9	別に定める手術（6日間）	◎	◎		

○：「評価の手引き」による評価の対象。
◎：コード一覧による評価の対象。

A項目・B項目・C項目
評価のフローチャート

A項目評価の
フローチャート

A項目一覧

（「モニタリング及び処置等」に関する項目）

A-1-①. 創傷処置　創傷の処置（褥瘡の処置を除く）

A-1-②. 創傷処置　褥瘡の処置

A-2. 蘇生術の施行

A-3／一般. 呼吸ケア（喀痰吸引のみの場合を除く）

A-3／HCU. 呼吸ケア（喀痰吸引のみの場合及び人工呼吸器の装着の場合を除く）

A-4. 点滴ライン同時3本以上の管理

A-5. 心電図モニターの管理

A-6. 輸液ポンプの管理

A-7. 動脈圧測定（動脈ライン）

A-8. シリンジポンプの管理

A-9. 中心静脈圧測定（中心静脈ライン）

A-10. 人工呼吸器の管理

A-11. 輸血や血液製剤の管理

A-12. 肺動脈圧測定（スワンガンツカテーテル）

A-13. 特殊な治療法等（CHDF, IABP, PCPS, 補助人工心臓, ICP測定, ECMO）

A-14-①. 専門的な治療・処置　抗悪性腫瘍剤の使用（注射剤のみ）

A-14-②. 専門的な治療・処置　抗悪性腫瘍剤の内服の管理

A-14-③. 専門的な治療・処置　麻薬の使用（注射剤のみ）

A-14-④. 専門的な治療・処置　麻薬の内服，貼付，坐剤の管理

A-14-⑤. 専門的な治療・処置　放射線治療

A-14-⑥. 専門的な治療・処置　免疫抑制剤の管理（注射剤のみ）

A-14-⑦. 専門的な治療・処置　昇圧剤の使用（注射剤のみ）

A-14-⑧. 専門的な治療・処置　抗不整脈剤の使用（注射剤のみ）

A-14-⑨. 専門的な治療・処置　抗血栓塞栓薬の持続点滴の使用

A-14-⑩. 専門的な治療・処置　ドレナージの管理

A-14-⑪. 専門的な治療・処置　無菌治療室での治療

A-15-Ⅰ. 救急搬送後の入院（5日間）

A-15-Ⅱ. 緊急に入院を必要とする状態（5日間）

★ 各項目のフローチャートは，令和2年3月5日保医発0305第2号別添6（別紙7，17，18）の内容から作成されています。

● A項目評価のフローチャート（標準型）

- ●「一般病棟用の重症度，医療・看護必要度Ⅰ」（以下，必要度Ⅰ）の「専門的な治療・処置」のうち，薬剤の使用を評価する項目（A-14-①〜④，⑥〜⑨）については，次頁のフローチャート（コード型）で評価する。
- ●「一般病棟用の重症度，医療・看護必要度Ⅱ」（以下，必要度Ⅱ）の場合は，全項目について，フローチャート（コード型）に読み替える。

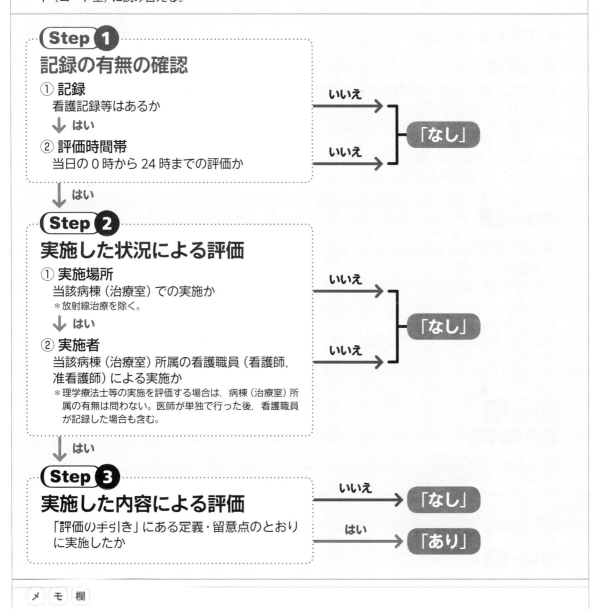

Step 1

記録の有無の確認
① 記録
　看護記録等はあるか　→ いいえ
　↓ はい
② 評価時間帯
　当日の0時から24時までの評価か　→ いいえ → 「なし」

↓ はい

Step 2

実施した状況による評価
① 実施場所
　当該病棟（治療室）での実施か
　＊放射線治療を除く。　→ いいえ
　↓ はい
② 実施者
　当該病棟（治療室）所属の看護職員（看護師，准看護師）による実施か
　＊理学療法士等の実施を評価する場合は，病棟（治療室）所属の有無は問わない。医師が単独で行った後，看護職員が記録した場合も含む。　→ いいえ → 「なし」

↓ はい

Step 3

実施した内容による評価
「評価の手引き」にある定義・留意点のとおりに実施したか　→ いいえ → 「なし」
　→ はい → 「あり」

メ モ 欄

● A項目評価のフローチャート（コード型）

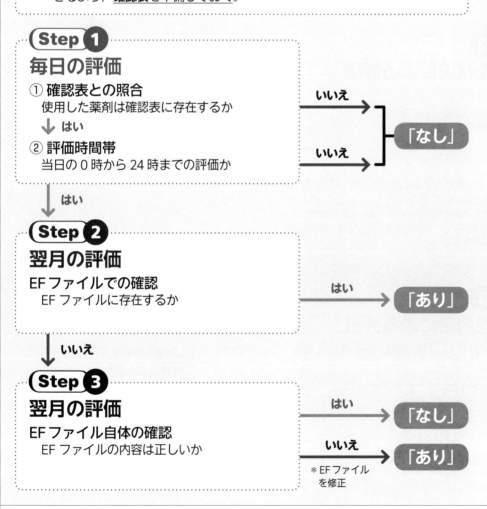

Step 0

事前準備

あらかじめ当該病棟で使用する薬剤を整理し，コード一覧と照合

DPC調査のEFファイルに記載されているレセプト電算処理システム用コードに対して，厚生労働省が示しているコード一覧に照らし合わせて該当しているかを判断。

＊看護職員がコード一覧に存在する薬剤の使用があったか，日々の判断ができるよう，確認表を準備しておく。

Step 1

毎日の評価

① 確認表との照合
　使用した薬剤は確認表に存在するか
　↓ はい
② 評価時間帯
　当日の0時から24時までの評価か

いいえ →
いいえ → 「なし」

↓ はい

Step 2

翌月の評価

EFファイルでの確認
　EFファイルに存在するか

はい → 「あり」

↓ いいえ

Step 3

翌月の評価

EFファイル自体の確認
　EFファイルの内容は正しいか

はい → 「なし」
いいえ → 「あり」
＊EFファイルを修正

メ モ 欄

A-1
① 創傷処置 創傷の処置（褥瘡の処置を除く）

項目の定義 創傷の処置（褥瘡の処置を除く）は，創傷があり，創傷の処置について，看護職員が医師の介助をした場合，あるいは医師または看護職員が自ら処置を実施した場合に評価する項目である。
（留意点）ここでいう創傷とは，皮膚または粘膜が破綻をきたした状態であり，その数，深さ，範囲の程度は問わない。

Step ①
記録の有無の確認

① 記録
看護記録等はあるか（創傷の状態・処置内容等）
↓ はい

② 評価時間帯
当日の0時から24時までの評価か

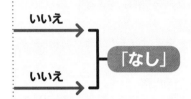

↓ はい

Step ②
実施した状況による評価

① 実施場所
当該病棟（治療室）での実施か
↓ はい

② 実施者
当該病棟（治療室）所属の看護職員（看護師，准看護師）による実施か
＊医師が単独で行った後，看護職員が記録した場合も含む。

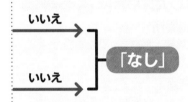

↓ はい

Step ③
実施した内容による評価

「評価の手引き」にある定義・留意点のとおりに実施したか

（1）対象となる創傷：
皮膚または粘膜が破綻をきたした状態。
縫合創は含める。粘膜は，鼻，口腔，腟，肛門の粘膜が破綻をきたしている状態を外部から目視できる場合に限り含める。

（2）対象の処置：
創傷の治癒を促し感染を予防する目的で，洗浄，消毒，止血，薬剤の注入・塗布，ガーゼ・フィルム材等の創傷被覆材の貼付・交換等の処置を実施。気管切開口，胃瘻，ストーマ等の造設から抜糸までを含め，抜糸後は滲出液が見られ，処置を必要とする場合を含める。

いいえ → 「なし」

＊「縫合のない穿刺創」は含めない。
＊「診察，観察だけの場合やガーゼを剝がすだけの場合」「陰圧閉鎖療法」「眼科手術後の点眼および排泄物の処理に関するストーマ処置」は含めない。

はい → 「あり」

A-1
② 創傷処置 褥瘡の処置

項目の定義 褥瘡の処置は，褥瘡があり，褥瘡の処置について，看護職員が医師の介助をした場合，あるいは医師または看護職員が自ら処置を実施した場合に評価する項目である。

（留意点）ここでいう褥瘡とは，NPUAP 分類Ⅱ度以上または DESIGN-R 分類 d2 以上の状態をいう。この状態に達していないものは，褥瘡処置の対象に含めない。

Step 1
記録の有無の確認
① 記録
　看護記録等はあるか（褥瘡の状態・処置内容等）
　↓ はい
② 評価時間帯
　当日の0時から24時までの評価か

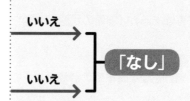

↓ はい

Step 2
実施した状況による評価
① 実施場所
　当該病棟（治療室）での実施か
　↓ はい
② 実施者
　当該病棟（治療室）所属の看護職員（看護師，准看護師）による実施か
　＊医師が単独で行った後，看護職員が記録した場合も含む。

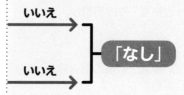

↓ はい

Step 3
実施した内容による評価
「評価の手引き」にある定義・留意点のとおりに実施したか
（1）対象となる褥瘡：
　　NPUAP 分類Ⅱ度以上または DESIGN-R 分類 d2 以上。
（2）対象の処置：
　　洗浄，消毒，止血，薬剤の注入・塗布，ガーゼ・フィルム材等の創傷被覆材の貼付・交換等の処置を実施。

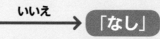

いいえ → 「なし」

＊「診察・観察だけの場合やガーゼを剥がすだけの場合」「陰圧閉鎖療法」は含めない。

はい → 「あり」

メ モ 欄

A-2 蘇生術の施行

項目の定義 蘇生術の施行は，気管内挿管・気管切開術・人工呼吸器装着・除細動・心マッサージのいずれか
が，蘇生を目的に施行されたかどうかを評価する項目である。
(留意点) 蘇生術の施行に含まれている人工呼吸器の装着とは，いままで装着していない患者が蘇生のために装着
したことである。

Step 1
記録の有無の確認
① 記録
看護記録等はあるか（処置の実施内容）　　　　いいえ
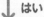 はい
② 評価時間帯
当日の 0 時から 24 時までの評価か　　　　　いいえ

「なし」

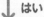 はい

Step 2
実施した状況による評価
＊手術室や救急外来等での施行は含めない。

① 実施場所
当該治療室での実施か　　　　　　　　　　　いいえ
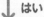 はい
② 実施者
当該治療室所属の看護職員（看護師，准看護師）
による実施か　　　　　　　　　　　　　　　いいえ
＊医師が単独で行った後，看護職員が記録した場合も含む。

「なし」

 はい

Step 3
実施した内容による評価　　　　　いいえ　　「なし」

「評価の手引き」にある定義・留意点のとおりに
実施したか　　　　　　　　　　＊蘇生術以外の人工呼吸器管理は，「A-10. 人工呼吸器の
→気管内挿管・気管切開術・人工呼吸器装着・除　　　管理」の項目において評価される。
　細動・心マッサージのいずれかを，蘇生を目
　的に施行。　　　　　　　　　　　はい　　「あり」

メ モ 欄

A-3/
一般　呼吸ケア（喀痰吸引のみの場合を除く）

項目の定義　呼吸ケアは，酸素吸入，痰を出すための体位ドレナージ，スクウィージングのいずれかの処置に対して，看護職員等が自ら行うか医師の介助を行った場合，あるいは人工換気が必要な患者に対して，看護職員等が装着中の人工呼吸器の管理を行った場合に評価する項目である。
（留意点）喀痰の吸引のみの場合は呼吸ケアの対象に含めない。

Step 1
記録の有無の確認

① 記録
　看護記録等はあるか（処置の実施内容，人工呼吸器の管理内容）
　＊人工呼吸器は医師による指示書が必要。

　↓ はい

② 評価時間帯
　当日の0時から24時までの評価か

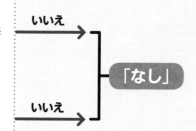

いいえ →
いいえ →
「なし」

↓ はい

Step 2
実施した状況による評価

① 実施場所
　当該病棟での実施か

　↓ はい

② 実施者
　当該病棟所属の看護職員（看護師，准看護師）による実施か
　＊理学療法士等の実施を評価する場合は，病棟所属の有無は問わない。医師が単独で行った後，看護職員が記録した場合も含む。

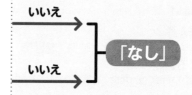

いいえ →
いいえ →
「なし」

↓ はい

Step 3
実施した内容による評価

「評価の手引き」にある定義・留意点のとおりに実施したか
　→酸素吸入，痰を出すための体位ドレナージ，スクウィージングのいずれかを，医師が実施または看護職員等が自ら行うか医師の介助を実施。看護職員等が，患者の人工呼吸器の装着状態の確認，換気状況の確認，機器の作動確認等の管理を実施。
　＊時間の長さや回数は問わない。
　＊酸素吸入の方法は問わない。
　＊人工呼吸器の種類や設定内容，あるいは気道確保の方法については問わない。
　＊NPPV（非侵襲的陽圧換気）の実施は人工呼吸器の使用に含める。

いいえ → 「なし」

＊喀痰吸引のみの場合は含めない。
＊気管切開の患者が喀痰吸引を行っているだけの場合やエアウェイ挿入，ネブライザー吸入は呼吸ケアには含めない。

はい → 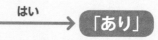 「あり」

A-3/ 呼吸ケア
HCU （喀痰吸引のみの場合及び人工呼吸器の装着の場合を除く）

（項目の定義） 呼吸ケアは，酸素吸入，痰を出すための体位ドレナージ，スクウィージングのいずれかの処置に対して，看護職員等が自ら行うか医師の介助を行った場合に評価する項目である。

Step 1
記録の有無の確認

① **記録**
　看護記録等はあるか（処置の実施内容）
　↓ はい

② **評価時間帯**
　当日の 0 時から 24 時までの評価か

いいえ →
いいえ →

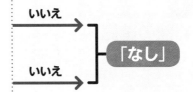

↓ はい

Step 2
実施した状況による評価

① **実施場所**
　当該治療室での実施か
　↓ はい

② **実施者**
　当該治療室所属の看護職員（看護師，准看護師）による実施か
　＊理学療法士等の実施を評価する場合は，治療室所属の有無は問わない。医師が単独で行った後，看護職員が記録した場合も含む。

いいえ →
いいえ →

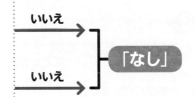

↓ はい

Step 3
実施した内容による評価

「評価の手引き」にある定義・留意点のとおりに実施したか
→酸素吸入，痰を出すための体位ドレナージ，スクウィージングのいずれかの処置を実施。
＊時間の長さや回数は問わない。
＊酸素吸入の方法は問わない。

いいえ → 「なし」

＊喀痰の吸引のみの場合は含めない。
＊気管切開の患者が喀痰吸引を行っているだけの場合は含めない。
＊エアウェイ挿入，ネブライザー吸入は呼吸ケアには含めない。

はい → 「あり」

（メ）（モ）（欄）

A-4 点滴ライン同時3本以上の管理

項目の定義 点滴ライン同時3本以上の管理は，持続的に点滴ライン（ボトル，バッグ，シリンジ等から末梢静脈，中心静脈，動静脈シャント，硬膜外，動脈，皮下に対する点滴，持続注入による薬液，輸血・血液製剤の流入経路）を3本以上同時に使用し，看護職員が管理を行った場合に評価する項目である。

（留意点）持続的とは，一時的（ワンショットの注射，疼痛時のみの投与等）でないことをいう。

Step 1

記録の有無の確認

① 記録
看護記録等はあるか（看護職員の管理記録）
＊医師による指示書が必要。

↓ はい

② 評価時間帯
当日の0時から24時までの評価か

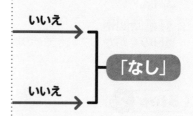

いいえ →

いいえ →

「なし」

↓ はい

Step 2

実施した状況による評価

① 実施場所
当該病棟（治療室）での実施か

↓ はい

② 実施者
当該病棟（治療室）所属の看護職員（看護師，准看護師）による実施か
＊医師が単独で行った後，看護職員が記録した場合も含む。

いいえ →

いいえ →

「なし」

↓ はい

Step 3

実施した内容による評価

「評価の手引き」にある定義・留意点のとおりに実施したか
→持続的に点滴ライン（ボトル，バッグ，シリンジ等から末梢静脈，中心静脈，動静脈シャント，硬膜外，動脈，皮下に対する点滴，持続注入による薬液，輸血・血液製剤の流入経路）を3本以上同時に使用。
＊施行の回数や時間の長さ，注射針の刺入箇所の数は問わない。
＊2つのボトルを連結管で連結させて1つのルートで滴下した場合は，点滴ラインは1つとして数える。
＊1カ所に刺入されていても三方活栓等のコネクターで接続された点滴ラインは本数に数える。
＊PCA（自己調節鎮痛法）による点滴ライン（携帯用を含む）は，看護職員が投与時間と投与量の両方の管理を行い，持続的に注入している場合のみ本数に数える。

いいえ → 「なし」

＊スワンガンツカテーテルの加圧バッグについては，薬液の注入が目的ではないため，本数に数えない。
＊これら点滴ラインを利用して，側管から持続的に点滴する場合は数えるが，手動で注射を実施した場合は，持続的に使用しているといえないため，本数に数えない。

はい → 「あり」

A-5 心電図モニターの管理

項目の定義 心電図モニターの管理は、持続的に看護職員が心電図のモニタリングを実施した場合に評価する項目である。

Step 1

記録の有無の確認

① **記録**
看護記録等はあるか（常時観察の記録，モニタリングした結果の評価の記録）
＊医師による指示書が必要。

↓ はい

② **評価時間帯**
当日の0時から24時までの評価か

→ いいえ／いいえ → 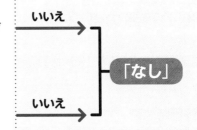 「なし」

↓ はい

Step 2

実施した状況による評価

① **実施場所**
当該病棟（治療室）での実施か

↓ はい

② **実施者**
当該病棟（治療室）所属の看護職員（看護師，准看護師）による実施か
＊医師が単独で行った後，看護職員が記録した場合も含む。

→ いいえ／いいえ → 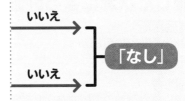 「なし」

↓ はい

Step 3

実施した内容による評価

「評価の手引き」にある定義・留意点のとおりに実施したか
→持続的な心電図のモニタリングを実施。
＊心電図の誘導の種類や誘導法の種類は問わない。
＊心電図モニターの装着時間や回数は問わない。
＊医師の指示により，心機能や呼吸機能障害を有する患者等に対して常時観察を行っている場合であって，看護職員による心電図の評価の記録が必要。
＊ホルター心電図は定義に従い，看護職員による持続的な評価の記録がある場合に限り評価の対象に含める。

いいえ → 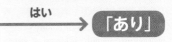 「なし」

＊機器の設置・準備・後片付けは含めない。
＊心電図の機器による自動的な記録のみの場合は心電図モニターの管理の対象に含めない。
＊心電図検査として一時的に測定を行った場合には「なし」となる。

はい → 「あり」

メモ欄

A-6 輸液ポンプの管理

項目の定義 輸液ポンプの管理は，末梢静脈・中心静脈・硬膜外・動脈・皮下に対して，静脈注射・輸液・輸血・血液製剤・薬液の微量持続注入を行うにあたり輸液ポンプを使用し，看護職員が使用状況（投与時間，投与量等）を管理している場合に評価する項目である。
（留意点）持続注入とは，一時的（ワンショットの注射，疼痛時のみの投与等）でないことをいう。

Step 1
記録の有無の確認

① 記録
看護記録等はあるか（使用状況の管理の記録）
＊医師による指示書が必要。

↓ はい

② 評価時間帯
当日の0時から24時までの評価か

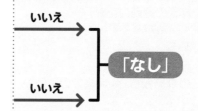

→ いいえ
→ いいえ
「なし」

↓ はい

Step 2
実施した状況による評価

① 実施場所
当該治療室での実施か

↓ はい

② 実施者
当該治療室所属の看護職員（看護師，准看護師）による実施か
＊医師が単独で行った後，看護職員が記録した場合も含む。

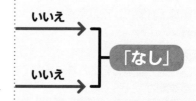

→ いいえ
→ いいえ
「なし」

↓ はい

Step 3
実施した内容による評価

「評価の手引き」にある定義・留意点のとおりに実施したか
→末梢静脈・中心静脈・硬膜外・動脈・皮下に対して，静脈注射・輸液・輸血・血液製剤・薬液の微量持続注入を行うにあたり輸液ポンプを使用し，使用状況（投与時間，投与量等）を管理。
＊携帯用であっても輸液ポンプの管理に含めるが，看護職員が投与時間と投与量の両方の管理を行い，持続的に注入している場合のみ評価の対象に含める。

→ いいえ 「なし」

＊輸液ポンプにセットしていても作動させていない場合や灌流等患部の洗浄に使用している場合には「なし」とする。

→ はい 「あり」

メ モ 欄

A-7 動脈圧測定（動脈ライン）

項目の定義 動脈圧測定は，動脈ラインを挿入し，そのラインを介して直接的に動脈圧測定を実施した場合を評価する項目である。

Step ①
記録の有無の確認

① 記録
　看護記録等はあるか（測定値の記録）
　↓ はい
② 評価時間帯
　当日の 0 時から 24 時までの評価か

いいえ →
いいえ →
「なし」

↓ はい

Step ②
実施した状況による評価

① 実施場所
　当該治療室での実施か
　↓ はい
② 実施者
　当該治療室所属の看護職員（看護師，准看護師）
　による実施か
　＊医師が単独で行った後，看護職員が記録した場合も含む。

いいえ →
いいえ →
「なし」

↓ はい

Step ③
実施した内容による評価

「評価の手引き」にある定義・留意点のとおりに
実施したか
→動脈ラインを挿入し，そのラインを介して直
　接的に動脈圧測定を実施。

いいえ → 「なし」

＊測定行為を行っても適正に測定値が得られなければ
　「なし」 とする。

はい → 「あり」

メ モ 欄

A-8 シリンジポンプの管理

項目の定義 シリンジポンプの管理は，末梢静脈・中心静脈・硬膜外・動脈・皮下に対して静脈注射・輸液・輸血・血液製剤・薬液の微量持続注入を行うにあたりシリンジポンプを使用し，看護職員が使用状況（投与時間，投与量等）を管理している場合に評価する項目である。
（留意点）持続注入とは，一時的（ワンショットの注射，疼痛時のみの投与等）でないことをいう。

Step 1
記録の有無の確認

① 記録
　看護記録等はあるか（使用状況の管理の記録）
　＊医師による指示書が必要。

　↓ はい

② 評価時間帯
　当日の0時から24時までの評価か

いいえ → いいえ → 「なし」

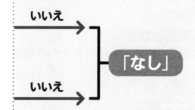

↓ はい

Step 2
実施した状況による評価

① 実施場所
　当該病棟（治療室）での実施か

　↓ はい

② 実施者
　当該病棟（治療室）所属の看護職員（看護師，准看護師）による実施か
　＊医師が単独で行った後，看護職員が記録した場合も含む。

いいえ → いいえ → 「なし」

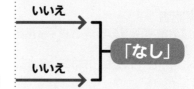

↓ はい

Step 3
実施した内容による評価

「評価の手引き」にある定義・留意点のとおりに実施したか
　→末梢静脈・中心静脈・硬膜外・動脈・皮下に対して静脈注射・輸液・輸血・血液製剤・薬液の微量持続注入を行うにあたりシリンジポンプを使用し，看護職員が使用状況（投与時間，投与量等）を管理。
　＊携帯用であってもシリンジポンプの管理の対象に含めるが，PCA（自己調節鎮痛法）によるシリンジポンプは，看護職員が投与時間と投与量の両方の管理を行い，持続的に注入している場合にのみ評価の対象に含める。

いいえ → 「なし」

＊シリンジポンプにセットしていても作動させていない場合には「なし」とする。

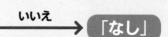

はい → 「あり」

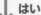

メ　モ　欄

A-9 中心静脈圧測定（中心静脈ライン）

項目の定義 中心静脈圧測定は，中心静脈ラインを挿入し，そのラインを介して直接的に中心静脈圧測定を実施した場合を評価する項目である。

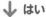
Step 1
記録の有無の確認
① **記録**
　看護記録等はあるか（測定値の記録）
　↓ はい
② **評価時間帯**
　当日の0時から24時までの評価か

いいえ →
いいえ →
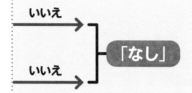
「なし」

↓ はい

Step 2
実施した状況による評価
① **実施場所**
　当該治療室での実施か
　↓ はい
② **実施者**
　当該治療室所属の看護職員（看護師，准看護師）
　による実施か
　＊医師が単独で行った後，看護職員が記録した場合も含む。

いいえ →
いいえ →
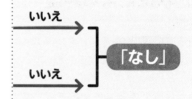
「なし」

↓ はい

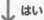
Step 3
実施した内容による評価
　「評価の手引き」にある定義・留意点のとおりに
　実施したか
　→中心静脈ラインを挿入し，そのラインを介し
　　て直接的に中心静脈圧測定を実施。
　＊スワンガンツカテーテルによる中心静脈圧測定についても
　　含める。
　＊中心静脈圧の測定方法は，水柱による圧測定，圧トランス
　　デューサーによる測定のいずれでもよい。

いいえ → 「なし」

＊測定行為を行っても適正に測定値が得られなければ
　「なし」とする。

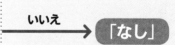
はい → 「あり」

メ モ 欄

A-10 人工呼吸器の管理

項目の定義 人工呼吸器の管理は，人工換気が必要な患者に対して，人工呼吸器を使用し管理した場合を評価する項目である。

Step ① 記録の有無の確認

① **記録**
看護記録等はあるか（人工呼吸器の管理の記録）
＊医師による指示書が必要。

↓ はい

② **評価時間帯**
当日の0時から24時までの評価か

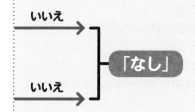

↓ はい

Step ② 実施した状況による評価

① **実施場所**
当該治療室での実施か

↓ はい

② **実施者**
当該治療室所属の看護職員（看護師，准看護師）による実施か
＊理学療法士等の実施を評価する場合は，治療室所属の有無は問わない。医師が単独で行った後，看護職員が記録した場合も含む。

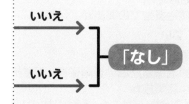

↓ はい

Step ③ 実施した内容による評価

「評価の手引き」にある定義・留意点のとおりに実施したか
→人工換気が必要な患者に対して，人工呼吸器を使用し管理。
＊人工呼吸器の種類や設定，あるいは気道確保の方法については問わない。
＊看護職員等が，患者の人工呼吸器の装着状態の確認，換気状況の確認，機器の作動確認等の管理を実施している必要がある。
＊NPPV（非侵襲的陽圧換気）が実施された場合も評価の対象に含める。

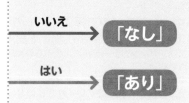

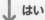 メ モ 欄

A-11 輸血や血液製剤の管理

項目の定義 輸血や血液製剤の管理は，輸血（全血，濃厚赤血球，新鮮凍結血漿等）や血液製剤（アルブミン製剤等）の投与について，血管を通して行った場合，その投与後の状況を看護職員が管理した場合に評価する項目である。

Step 1
記録の有無の確認
① 記録
看護記録等はあるか（投与後の管理に係る記録）
＊医師による指示書が必要。
　↓ はい
② 評価時間帯
当日の 0 時から 24 時までの評価か

いいえ →

いいえ →

「なし」

　↓ はい

Step 2
実施した状況による評価
① 実施場所
当該病棟（治療室）での実施か
　↓ はい
② 実施者
当該病棟（治療室）所属の看護職員（看護師，准看護師）による実施か
＊医師が単独で行った後，看護職員が記録した場合も含む。

いいえ →

いいえ →

「なし」

　↓ はい

Step 3
実施した内容による評価
「評価の手引き」にある定義・留意点のとおりに実施したか
→輸血（全血，濃厚赤血球，新鮮凍結血漿等）や血液製剤（アルブミン製剤等）の投与を実施。
＊輸血，血液製剤の種類および単位数については問わない。
＊自己血輸血，腹水を濾過して輸血する場合も評価の対象に含める。

いいえ → 「なし」

＊腹膜透析や血液透析は対象ではないので 「なし」 とする。

はい → 「あり」

メモ欄

A-12 肺動脈圧測定（スワンガンツカテーテル）

項目の定義 肺動脈圧測定は，スワンガンツカテーテルを挿入し，そのカテーテルを介して直接的に肺動脈圧測定を実施した場合を評価する項目である。

Step ① 記録の有無の確認

① **記録**
　看護記録等はあるか（測定値の記録）
　↓ はい

② **評価時間帯**
　当日の 0 時から 24 時までの評価か

いいえ → **「なし」**

いいえ → **「なし」**

↓ はい

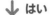

Step ② 実施した状況による評価

① **実施場所**
　当該治療室での実施か
　↓ はい

② **実施者**
　当該治療室所属の看護職員（看護師，准看護師）による実施か
　＊医師が単独で行った後，看護職員が記録した場合も含む。

いいえ → **「なし」**

いいえ → **「なし」**

↓ はい

Step ③ 実施した内容による評価

「評価の手引き」にある定義・留意点のとおりに実施したか
→スワンガンツカテーテルを挿入し，そのカテーテルを介して直接的に肺動脈圧測定を実施。
＊スワンガンツカテーテル以外の肺動脈カテーテルによる肺動脈圧の測定も評価の対象に含める。

いいえ → **「なし」**

＊測定行為を行っても適正に測定値が得られなければ **「なし」** とする。

はい → **「あり」**

メ モ 欄

A-13 特殊な治療法等
（CHDF, IABP, PCPS, 補助人工心臓, ICP測定, ECMO）

項目の定義 特殊な治療法等は，CHDF（持続的血液濾過透析），IABP（大動脈バルーンパンピング），PCPS（経皮的心肺補助法），補助人工心臓，ICP（頭蓋内圧）測定，ECMO（経皮的肺補助法）を実施した場合を評価する項目である。

Step 1
記録の有無の確認
① 記録
看護記録等はあるか（実施した治療法等，ICP測定については測定値の記録）

↓ はい

② 評価時間帯
当日の0時から24時までの評価か

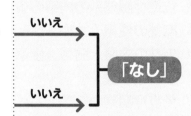

↓ はい

Step 2
実施した状況による評価
① 実施場所
当該治療室での実施か

↓ はい

② 実施者
当該治療室所属の看護職員（看護師，准看護師）による実施か
＊医師が単独で行った後，看護職員が記録した場合も含む。

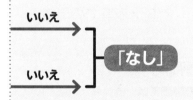

↓ はい

Step 3
実施した内容による評価
「評価の手引き」にある定義・留意点のとおりに実施したか
→ CHDF, IABP, PCPS, 補助人工心臓, ICP測定, ECMOのいずれかを実施。

いいえ →「なし」

＊ ICP測定については，測定行為を行っても適正に測定値が得られない場合は「なし」とする。

はい →「あり」

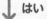 メモ欄

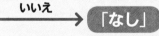

●専門的な治療・処置（A-14-①〜⑪）

項目の定義 「専門的な治療・処置」は，以下の内容について，いずれかの処置・治療を実施した場合に評価する項目である。

11の「専門的な治療・処置」内容

① 抗悪性腫瘍剤の使用（注射剤のみ）

② 抗悪性腫瘍剤の内服の管理

③ 麻薬の使用（注射剤のみ）

④ 麻薬の内服，貼付，坐剤の管理

⑤ 放射線治療

⑥ 免疫抑制剤の管理（注射剤のみ）

⑦ 昇圧剤の使用（注射剤のみ）

⑧ 抗不整脈剤の使用（注射剤のみ）

⑨ 抗血栓塞栓薬の持続点滴の使用

⑩ ドレナージの管理

⑪ 無菌治療室での治療

≫ 項目の評価手順

　必要度Ⅰの評価では，⑤，⑩，⑪については，「評価の手引き」に従った評価となり，それ以外の項目と，必要度Ⅱについては，全項目がコード型による評価となります。

≫ 選択肢の判断基準

　各「専門的な治療・処置」の内容を1つ以上実施した場合，かつその記録がある場合（「評価の手引き」による評価に限る）は→該当数にかかわらず，「専門的な治療・処置」は **「あり」** となります。

≫ 判断に際しての注意点

　①〜④，⑥〜⑨については，内服薬のレセプト電算処理システム用コードが入力されていない日に当該コードに該当する内服を指示した場合や，事前に処方や指示を行っており内服当日には当該コードが入力されていない場合などは，評価の対象となりません。手術や麻酔中に用いた薬剤は評価の対象となります。また，検査や処置等，その他の目的で用いた薬剤については，EFファイルにおけるデータ区分コードが20番台（投薬），30番台（注射），50番（手術），54番（麻酔）の薬剤に限り，評価の対象となります。

　★各「専門的な治療・処置」の具体的な内容については，次頁から示します。

メモ欄

A-14 ① 専門的な治療・処置
抗悪性腫瘍剤の使用（注射剤のみ）

Step 0
事前準備

あらかじめ当該病棟で使用する薬剤を整理し，コード一覧と照合

DPC 調査の EF ファイルに記載されているレセプト電算処理システム用コードに対して，厚生労働省が示しているコード一覧に照らし合わせて該当しているかを判断。

＊本項目に該当するコードは，次頁からの表のとおり。

＊看護職員がコード一覧に存在する薬剤の使用があったか，日々の判断ができるよう，**確認表**を準備しておく。

Step 1
毎日の評価

① **確認表との照合**
使用した薬剤は確認表に存在するか
↓ はい

② **評価時間帯**
当日の 0 時から 24 時までの評価か

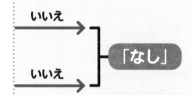

いいえ → 「なし」
いいえ → 「なし」

↓ はい

Step 2
翌月の評価

EF ファイルでの確認
EF ファイルに存在するか

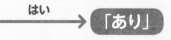

はい → 「あり」

↓ いいえ

Step 3
翌月の評価

EF ファイル自体の確認
EF ファイルの内容は正しいか

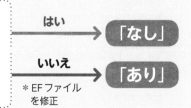

はい → 「なし」
いいえ → 「あり」
＊ EF ファイルを修正

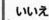 メモ欄

● A-14-①レセプト電算処理システム用コード一覧

コード	名称	コード	名称
620009152	サンドスタチン皮下注用 50μg	622239101	プラリア皮下注 60mg シリンジ
622507301	オクトレオチド皮下注 50μg「SUN」	640453101	注射用エンドキサン 100mg
622504701	オクトレオチド皮下注 50μg「あすか」	644210037	注射用エンドキサン 500mg
622522901	オクトレオチド酢酸塩皮下注 50μg「サンド」	644210058	注射用イホマイド 1g
620009153	サンドスタチン皮下注用 100μg	620009116	ブスルフェクス点滴静注用 60mg
622507401	オクトレオチド皮下注 100μg「SUN」	644210020	ニドラン注射用 25mg
622504801	オクトレオチド皮下注 100μg「あすか」	644210021	ニドラン注射用 50mg
622523001	オクトレオチド酢酸塩皮下注 100μg「サンド」	620003750	ダカルバジン注用 100
622352101	サンドスタチン LAR 筋注用キット 10mg	644210065	注射用サイメリン 50mg
622352201	サンドスタチン LAR 筋注用キット 20mg	644210066	注射用サイメリン 100mg
622352301	サンドスタチン LAR 筋注用キット 30mg	640451006	アルケラン静注用 50mg
642490105	ゾラデックス 3.6mg デポ	621982101	テモダール点滴静注用 100mg
640443027	ゾラデックス 1.8mg デポ	622041101	トレアキシン点滴静注用 100mg
640462004	ゾラデックス LA10.8mg デポ	622518501	トレアキシン点滴静注用 25mg
620555101	リュープリン注射用 3.75mg	622374501	ザノサー点滴静注用 1g
620555201	リュープリン注射用 1.88mg	620007515	メソトレキセート点滴静注液 200mg
622298301	リュープロレリン酢酸塩注射用キット 1.88mg「NP」	622221301	メソトレキセート点滴静注液 1000mg
622266501	リュープロレリン酢酸塩注射用キット 1.88mg「あすか」	644210049	注射用メソトレキセート 5mg
620555301	リュープリン注射用キット 1.88mg	644210048	注射用メソトレキセート 50mg
622298401	リュープロレリン酢酸塩注射用キット 3.75mg「NP」	620004748	フトラフール注 400mg
622266601	リュープロレリン酢酸塩注射用キット 3.75mg「あすか」	644210046	注射用フトラフール 400
620555401	リュープリン注射用キット 3.75mg	622047901	5-FU 注 1000mg
621495301	リュープリン SR 注射用キット 11.25mg	622412601	フルオロウラシル注 1000mg「トーワ」
622444901	リュープリン PRO 注射用キット 22.5mg	622229101	5-FU 注 250mg
620005691	パミドロン酸二 Na 点滴静注用 15mg「F」	622412501	フルオロウラシル注 250mg「トーワ」
620008225	パミドロン酸二 Na 点滴静注用 15mg「サワイ」	620003714	キロサイド注 20mg
620005692	パミドロン酸二 Na 点滴静注用 30mg「F」	620003715	キロサイド注 40mg
620008226	パミドロン酸二 Na 点滴静注用 30mg「サワイ」	620003716	キロサイド注 60mg
621657601	ゾメタ点滴静注 4mg／5mL	620003717	キロサイド注 100mg
622351301	ゾレドロン酸点滴静注 4mg／5mL「F」	620003718	キロサイド注 200mg
622354701	ゾレドロン酸点滴静注 4mg／5mL「NK」	620003713	キロサイド N 注 400mg
622356301	ゾレドロン酸点滴静注液 4mg／5mL「サワイ」	621972001	キロサイド N 注 1g
622355401	ゾレドロン酸点滴静注 4mg／5mL「サンド」	622283001	シタラビン点滴静注液 1g「テバ」
622360401	ゾレドロン酸点滴静注 4mg／5mL「日医工」	622282901	シタラビン点滴静注液 400mg「テバ」
622358301	ゾレドロン酸点滴静注 4mg／5mL「ニプロ」	620914301	サンラビン点滴静注用 150mg
622344201	ゾレドロン酸点滴静注液 4mg／5mL「ファイザー」	620914401	サンラビン点滴静注用 200mg
622337201	ゾレドロン酸点滴静注 4mg／5mL「ヤクルト」	620914501	サンラビン点滴静注用 250mg
622388201	ゾレドロン酸点滴静注 4mg／5mL「SN」	622202401	ゲムシタビン点滴静注液 200mg／5mL「サンド」
622342601	ゾレドロン酸点滴静注 4mg／5mL「テバ」	622487701	ゲムシタビン点滴静注液 200mg／5mL「NK」
622216901	ゾメタ点滴静注 4mg／100mL	622202501	ゲムシタビン点滴静注液 1g／25mL「サンド」
622354601	ゾレドロン酸点滴静注 4mg／100mL バッグ「NK」	622487801	ゲムシタビン点滴静注液 1g／25mL「NK」
622351401	ゾレドロン酸点滴静注 4mg／100mL バッグ「サノフィ」	622460401	ゲムシタビン点滴静注液 200mg／5.3mL「ホスピーラ」
622338001	ゾレドロン酸点滴静注 4mg／100mL バッグ「トーワ」	622460501	ゲムシタビン点滴静注液 1g／26.3mL「ホスピーラ」
622360301	ゾレドロン酸点滴静注液 4mg／100mL バッグ「日医工」	640454013	ジェムザール注射用 200mg
622358401	ゾレドロン酸点滴静注 4mg／100mL バッグ「ニプロ」	621970201	ゲムシタビン点滴静注用 200mg「タイホウ」
622344301	ゾレドロン酸点滴静注液 4mg／100mL バッグ「ファイザー」	621973401	ゲムシタビン点滴静注用 200mg「ヤクルト」
622337301	ゾレドロン酸点滴静注 4mg／100mL バッグ「ヤクルト」	622028601	ゲムシタビン点滴静注用 200mg「NK」
622391001	ゾレドロン酸点滴静注液 4mg／100mL バッグ「サワイ」	622019601	ゲムシタビン点滴静注用 200mg「ホスピーラ」
622342701	ゾレドロン酸点滴静注 4mg／100mL バッグ「テバ」	622098901	ゲムシタビン点滴静注用 200mg「サワイ」
622518601	リクラスト点滴静注液 5mg	622062103	ゲムシタビン点滴静注用 200mg「TYK」
622136501	ランマーク皮下注 120mg	622393001	ゲムシタビン点滴静注用 200mg「日医工」

コード	名称	コード	名称
640454012	ジェムザール注射用 1g	644210059	注射用フィルデシン 1mg
621970301	ゲムシタビン点滴静注用 1g「タイホウ」	644210060	注射用フィルデシン 3mg
621973501	ゲムシタビン点滴静注用 1g「ヤクルト」	620004777	ラステット注 100mg／5mL
622028701	ゲムシタビン点滴静注用 1g「NK」	620004760	ベプシド注 100mg
622019701	ゲムシタビン点滴静注用 1g「ホスピーラ」	620008173	エトポシド点滴静注液 100mg「サンド」
622099001	ゲムシタビン点滴静注用 1g「サワイ」	622101701	エトポシド点滴静注 100mg「タイヨー」
622062203	ゲムシタビン点滴静注用 1g「TYK」	622220501	エトポシド点滴静注液 100mg「SN」
622393101	ゲムシタビン点滴静注用 1g「日医工」	620007257	カンプト点滴静注 40mg
620002600	フルダラ静注用 50mg	620009515	イリノテカン塩酸塩点滴静注液 40mg「NK」
620004850	アリムタ注射用 500mg	620009516	イリノテカン塩酸塩点滴静注液 40mg「サワイ」
621932601	アリムタ注射用 100mg	620009518	イリノテカン塩酸塩点滴静注液 40mg「タイホウ」
620005897	アラノンジー静注用 250mg	620919501	トポテシン点滴静注 40mg
622250601	エボルトラ点滴静注 20mg	622019401	イリノテカン塩酸塩点滴静注液 40mg「ホスピーラ」
620000328	マイトマイシン注用 2mg	622059701	イリノテカン塩酸塩点滴静注液 40mg「タイヨー」
620000329	マイトマイシン注用 10mg	622258901	イリノテカン塩酸塩点滴静注液 40mg「NP」
620007299	コスメゲン静注用 0.5mg	622236901	イリノテカン塩酸塩点滴静注液 40mg「トーワ」
620003799	ブレオ注射用 5mg	622230201	イリノテカン塩酸塩点滴静注液 40mg「日医工」
620003800	ブレオ注射用 15mg	622470401	イリノテカン塩酸塩点滴静注液 40mg「ハンルイ」
620005223	ペプレオ注射用 5mg	620007258	カンプト点滴静注 100mg
620005224	ペプレオ注射用 10mg	620009519	イリノテカン塩酸塩点滴静注液 100mg「NK」
620005148	アクラシノン注射用 20mg	620009520	イリノテカン塩酸塩点滴静注液 100mg「サワイ」
620005176	ダウノマイシン静注用 20mg	620009522	イリノテカン塩酸塩点滴静注液 100mg「タイホウ」
620004851	ドキシル注 20mg	620919701	トポテシン点滴静注 100mg
621995301	ドキソルビシン塩酸塩注射液 10mg「サンド」	622019501	イリノテカン塩酸塩点滴静注液 100mg「ホスピーラ」
621995401	ドキソルビシン塩酸塩注射液 50mg「サンド」	622059801	イリノテカン塩酸塩点滴静注液 100mg「タイヨー」
620003675	アドリアシン注用 10	622259001	イリノテカン塩酸塩点滴静注液 100mg「NP」
621983201	ドキソルビシン塩酸塩注射用 10mg「NK」	622237001	イリノテカン塩酸塩点滴静注液 100mg「トーワ」
621983301	ドキソルビシン塩酸塩注射用 50mg「NK」	622230301	イリノテカン塩酸塩点滴静注液 100mg「日医工」
622014001	アドリアシン注用 50	622470501	イリノテカン塩酸塩点滴静注液 100mg「ハンルイ」
620003762	テラルビシン注射用 10mg	620919801	タキソテール点滴静注用 20mg
620005206	ピノルビン注射用 10mg	622295501	ドセタキセル点滴静注用 20mg「サワイ」
620003763	テラルビシン注射用 20mg	620919901	タキソテール点滴静注用 80mg
620005207	ピノルビン注射用 20mg	622295601	ドセタキセル点滴静注用 80mg「サワイ」
622513101	ピノルビン注射用 30mg	622068501	ワンタキソテール点滴静注 20mg／1mL
620003790	ファルモルビシン RTU 注射液 10mg	622294901	ドセタキセル点滴静注 20mg／1mL「ケミファ」
620009523	エピルビシン塩酸塩注射液 10mg／5mL「NK」	622283101	ドセタキセル点滴静注 20mg／1mL「テバ」
621966401	エピルビシン塩酸塩注射液 10mg／5mL「サワイ」	622272001	ドセタキセル点滴静注 20mg／1mL「トーワ」
620003791	ファルモルビシン RTU 注射液 50mg	622354801	ドセタキセル点滴静注液 20mg／1mL「NK」
620009526	エピルビシン塩酸塩注射液 50mg／25mL「NK」	622356401	ドセタキセル点滴静注液 20mg／1mL「サワイ」
621966601	エピルビシン塩酸塩注射液 50mg／25mL「サワイ」	622429301	ドセタキセル点滴静注 20mg／1mL「EE」
620003792	ファルモルビシン注射用 10mg	622435002	ドセタキセル点滴静注 20mg／1mL「ニプロ」
620007224	エピルビシン塩酸塩注射用 10mg「NK」	622408501	ドセタキセル点滴静注 20mg／1mL「ヤクルト」
620008174	エピルビシン塩酸塩注射用 10mg「サワイ」	622068601	ワンタキソテール点滴静注 80mg／4mL
620003793	ファルモルビシン注射用 50mg	622295001	ドセタキセル点滴静注 80mg／4mL「ケミファ」
620007225	エピルビシン塩酸塩注射用 50mg「NK」	622283201	ドセタキセル点滴静注 80mg／4mL「テバ」
620008175	エピルビシン塩酸塩注射用 50mg「サワイ」	622272101	ドセタキセル点滴静注 80mg／4mL「トーワ」
620000000	イダマイシン静注用 5mg	622354901	ドセタキセル点滴静注液 80mg／4mL「NK」
640462038	カルセド注射用 20mg	622356501	ドセタキセル点滴静注液 80mg／4mL「サワイ」
640462039	カルセド注射用 50mg	622429401	ドセタキセル点滴静注 80mg／4mL「EE」
620007499	マイロターグ点滴静注用 5mg	622435102	ドセタキセル点滴静注 80mg／4mL「ニプロ」
640454006	オンコビン注射用 1mg	622408601	ドセタキセル点滴静注 80mg／4mL「ヤクルト」
644240002	注射用ビンブラスチン硫酸塩	622215301	ドセタキセル点滴静注液 20mg／2mL「サンド」
620001335	エクザール注射用 10mg	622285201	ドセタキセル点滴静注液 20mg／2mL「ホスピーラ」

コード	名称	コード	名称
622215401	ドセタキセル点滴静注液 80mg／8mL「サンド」	621754602	カルボプラチン注射液 150mg「日医工」
622285301	ドセタキセル点滴静注液 80mg／8mL「ホスピーラ」	620004121	カルボプラチン点滴静注液 450mg「サワイ」
622285401	ドセタキセル点滴静注液 120mg／12mL「ホスピーラ」	620004122	カルボプラチン点滴静注液 450mg「サンド」
620003751	タキソール注射液 30mg	620004734	パラプラチン注射液 450mg
620004170	パクリタキセル注 30mg／5mL「NK」	620007256	カルボプラチン点滴静注液 450mg「NK」
620005688	パクリタキセル注射液 30mg「サワイ」	622098303	カルボプラチン点滴静注液 450mg「TYK」
622082001	パクリタキセル点滴静注液 30mg「サンド」	621754702	カルボプラチン注射液 450mg「日医工」
622259101	パクリタキセル注射液 30mg「NP」	620007300	コホリン静注用 7.5mg
622375001	パクリタキセル点滴静注液 30mg／5mL「ホスピーラ」	640407072	アクプラ静注用 10mg
620003752	タキソール注射液 100mg	640407073	アクプラ静注用 50mg
620004171	パクリタキセル注 100mg／16.7mL「NK」	640407074	アクプラ静注用 100mg
620005689	パクリタキセル注射液 100mg「サワイ」	622069801	ハーセプチン注射用 60
622082101	パクリタキセル点滴静注液 100mg「サンド」	622069901	ハーセプチン注射用 150
622259201	パクリタキセル注射液 100mg「NP」	640462007	ロイスタチン注 8mg
622375101	パクリタキセル点滴静注液 100mg／16.7mL「ホスピーラ」	620002417	トリセノックス注 10mg
620005690	パクリタキセル注射液 150mg「サワイ」	622617800	オキサリプラチン 50mg10mL 注射液
640432004	ナベルビン注 10	621932201	エルプラット点滴静注液 50mg
621954401	ロゼウス静注液 10mg	622388601	オキサリプラチン点滴静注液 50mg／10mL「ケミファ」
640432005	ナベルビン注 40	622383201	オキサリプラチン点滴静注液 50mg／10mL「サンド」
621954501	ロゼウス静注液 40mg	622374801	オキサリプラチン点滴静注液 50mg／10mL「ホスピーラ」
620005197	ハイカムチン注射用 1.1mg	622371101	オキサリプラチン点滴静注液 50mg「DSEP」
621970101	アブラキサン点滴静注用 100mg	622373201	オキサリプラチン点滴静注液 50mg「FFP」
622364601	ジェブタナ点滴静注 60mg	622385701	オキサリプラチン点滴静注液 50mg「NK」
620003247	ロイナーゼ注用 5000	622389801	オキサリプラチン点滴静注液 50mg「サワイ」
620003248	ロイナーゼ注用 10000	622394701	オキサリプラチン点滴静注液 50mg「テバ」
620004129	シスプラチン注 10mg「日医工」	622371801	オキサリプラチン点滴静注 50mg「トーワ」
620008946	ランダ注 10mg／20mL	622393201	オキサリプラチン点滴静注液 50mg「日医工」
620923301	シスプラチン点滴静注 10mg「マルコ」	622392001	オキサリプラチン点滴静注液 50mg「ニプロ」
620923202	シスプラチン点滴静注液 10mg「ファイザー」	622437201	オキサリプラチン点滴静注液 50mg／10mL「KCC」
620004130	シスプラチン注 25mg「日医工」	622476900	オキサリプラチン 100mg20mL 注射液
620008947	ランダ注 25mg／50mL	621932301	エルプラット点滴静注液 100mg
620923701	シスプラチン点滴静注 25mg「マルコ」	622388701	オキサリプラチン点滴静注液 100mg／20mL「ケミファ」
620923602	シスプラチン点滴静注液 25mg「ファイザー」	622383301	オキサリプラチン点滴静注液 100mg／20mL「サンド」
620004131	シスプラチン注 50mg「日医工」	622374901	オキサリプラチン点滴静注液 100mg／20mL「ホスピーラ」
620008948	ランダ注 50mg／100mL	622371201	オキサリプラチン点滴静注液 100mg「DSEP」
620924101	シスプラチン点滴静注 50mg「マルコ」	622373301	オキサリプラチン点滴静注液 100mg「FFP」
620924002	シスプラチン点滴静注 50mg「ファイザー」	622385801	オキサリプラチン点滴静注液 100mg「NK」
620001919	動注用アイエーコール 100mg	622389901	オキサリプラチン点滴静注液 100mg「サワイ」
620002591	動注用アイエーコール 50mg	622394801	オキサリプラチン点滴静注液 100mg「テバ」
640454032	ノバントロン注 20mg	622371901	オキサリプラチン点滴静注 100mg「トーワ」
644290005	ノバントロン注 10mg	622393301	オキサリプラチン点滴静注液 100mg「日医工」
620004117	カルボプラチン点滴静注液 50mg「サワイ」	622392101	オキサリプラチン点滴静注液 100mg「ニプロ」
620004118	カルボプラチン点滴静注液 50mg「サンド」	622437301	オキサリプラチン点滴静注液 100mg／20mL「KCC」
620004732	パラプラチン注射液 50mg	622617900	オキサリプラチン 200mg40mL 注射液
620007254	カルボプラチン点滴静注液 50mg「NK」	622189401	エルプラット点滴静注液 200mg
622098103	カルボプラチン点滴静注液 50mg「TYK」	622437401	オキサリプラチン点滴静注液 200mg／40mL「KCC」
621754502	カルボプラチン注射液 50mg「日医工」	622428001	オキサリプラチン点滴静注液 200mg／40mL「ケミファ」
620004119	カルボプラチン点滴静注液 150mg「サワイ」	622426801	オキサリプラチン点滴静注液 200mg「DSEP」
620004120	カルボプラチン点滴静注液 150mg「サンド」	622414601	オキサリプラチン点滴静注液 200mg「FFP」
620004733	パラプラチン注射液 150mg	622434901	オキサリプラチン点滴静注液 200mg「NK」
620007255	カルボプラチン点滴静注液 150mg「NK」	622431101	オキサリプラチン点滴静注液 200mg「サワイ」
622098203	カルボプラチン点滴静注液 150mg「TYK」		

コード	名称	コード	名称
622432401	オキサリプラチン点滴静注液 200mg「テバ」	622514701	エムプリシティ点滴静注用 300mg
622411901	オキサリプラチン点滴静注 200mg「トーワ」	622514801	エムプリシティ点滴静注用 400mg
622437001	オキサリプラチン点滴静注液 200mg「日医工」	622515801	キイトルーダ点滴静注 100mg
622439101	オキサリプラチン点滴静注液 200mg「ニプロ」	622582401	バベンチオ点滴静注 200mg
622461701	オキサリプラチン点滴静注液 200mg／40mL「サンド」	622594601	テセントリク点滴静注 1200mg
622460601	オキサリプラチン点滴静注液 200mg／40mL「ホスピーラ」	629900601	テセントリク点滴静注 840mg
620004428	ベルケイド注射用 3mg	622628901	トラスツズマブ BS 点滴静注用 60mg「CTH」
620004872	アバスチン点滴静注用 100mg／4mL	622630701	トラスツズマブ BS 点滴静注用 60mg「NK」
620004873	アバスチン点滴静注用 400mg／16mL	622629001	トラスツズマブ BS 点滴静注用 150mg「CTH」
620006806	ゼヴァリン　イットリウム（90Y）静注用セット	622630801	トラスツズマブ BS 点滴静注用 150mg「NK」
620008443	アービタックス注射液 100mg	622633201	イミフィンジ点滴静注 120mg
621954001	ミリプラ動注用 70mg	622633301	イミフィンジ点滴静注 500mg
621985901	ベクティビックス点滴静注 100mg	622659701	トラスツズマブ BS 点滴静注用 60mg「第一三共」
622086201	ベクティビックス点滴静注 400mg	622659801	トラスツズマブ BS 点滴静注用 150mg「第一三共」
622003801	トーリセル点滴静注液 25mg	622679201	トラスツズマブ BS 点滴静注用 60mg「ファイザー」
622045001	ビダーザ注射用 100mg	622679301	トラスツズマブ BS 点滴静注用 150mg「ファイザー」
622085201	ハラヴェン静注 1mg	629901901	ポートラーザ点滴静注液 800mg
622101401	フェソロデックス筋注 250mg	629905901	ベバシズマブ BS 点滴静注 100mg「ファイザー」
622149401	ポテリジオ点滴静注 20mg	629906001	ベバシズマブ BS 点滴静注 400mg「ファイザー」
622244301	アーゼラ点滴静注液 100mg	629904901	ベバシズマブ BS 点滴静注 100mg「第一三共」
622244401	アーゼラ点滴静注液 1000mg	629905001	ベバシズマブ BS 点滴静注 400mg「第一三共」
622255101	パージェタ点滴静注 420mg／14mL	620004740	ピシバニール注射用 0.2KE
622335601	アドセトリス点滴静注用 50mg	620004741	ピシバニール注射用 0.5KE
622264401	カドサイラ点滴静注用 100mg	620004742	ピシバニール注射用 1KE
622264501	カドサイラ点滴静注用 160mg	620004743	ピシバニール注射用 5KE
622364801	オプジーボ点滴静注 20mg	620003834	レンチナン静注用 1mg「味の素」
622364901	オプジーボ点滴静注 100mg	620007468	フォトフリン静注用 75mg
622662201	オプジーボ点滴静注 240mg	620001918	注射用レザフィリン 100mg
622388101	マブキャンパス点滴静注 30mg	621162801	フエロン注射用 100 万
622417901	サイラムザ点滴静注液 100mg	621163001	フエロン注射用 300 万
622418001	サイラムザ点滴静注液 500mg	621163701	スミフェロン注 DS300 万 IU
622440501	ヤーボイ点滴静注液 50mg	621163801	スミフェロン注 DS600 万 IU
622449301	ヨンデリス点滴静注用 0.25mg	640453025	イムノマックス－γ注 100
622449401	ヨンデリス点滴静注用 1mg	640453024	イムノマックス－γ注 50
622489201	ゾーフィゴ静注	646390065	イムネース注 35
622509501	カイプロリス点滴静注用 10mg	621385201	ベタフェロン皮下注用 960 万国際単位
622509601	カイプロリス点滴静注用 40mg		

メ　モ　欄

81

A-14 ②

専門的な治療・処置
抗悪性腫瘍剤の内服の管理

Step 0
事前準備

あらかじめ当該病棟で使用する薬剤を整理し，コード一覧と照合

DPC 調査の EF ファイルに記載されているレセプト電算処理システム用コードに対して，厚生労働省が示しているコード一覧に照らし合わせて該当しているかを判断。

＊本項目に該当するコードは，<u>次頁からの表のとおり</u>。

＊看護職員がコード一覧に存在する薬剤の使用があったか，日々の判断ができるよう，<u>確認表を準備しておく</u>。

Step 1
毎日の評価

① 確認表との照合
　　使用した薬剤は確認表に存在するか　　いいえ →

↓ はい

② 評価時間帯
　　当日の 0 時から 24 時までの評価か　　いいえ →

→ 「なし」

↓ はい

Step 2
翌月の評価

EF ファイルでの確認
　　EF ファイルに存在するか　　はい → 「あり」

↓ いいえ

Step 3
翌月の評価

EF ファイル自体の確認
　　EF ファイルの内容は正しいか　　はい → 「なし」

　　いいえ → 「あり」

＊EF ファイル
を修正

メ モ 欄

● A-14-②レセプト電算処理システム用コード一覧

コード	名称	コード	名称
621997701	レナデックス錠 4mg	622695801	カペシタビン錠 300mg「NK」
612460005	メチルテストステロン錠	614220011	スタラシドカプセル 50
610407122	メチルテストステロン錠	614220012	スタラシドカプセル 100
612470008	エチニルエストラジオール錠	614220010	ハイドレアカプセル 500mg
620009249	プロセキソール錠 0.5mg	620004870	フルダラ錠 10mg
620005136	ルトラール錠 2mg	621929901	ユーエフティ E 配合顆粒 T100
610461132	クロルマジノン酢酸エステル 25mg 錠	621930001	ユーエフティ E 配合顆粒 T150
612470037	プロスタール錠 25	621930101	ユーエフティ E 配合顆粒 T200
620004573	プロスタット錠 25mg	620915001	ユーエフティ配合カプセル T100
620537001	ロンステロン錠 25mg	620009353	ティーエスワン配合顆粒 T20
620536512	クロルマジノン酢酸エステル錠 25mg「タイヨー」	622430801	エスエーワン配合顆粒 T20
620536526	クロルマジノン酢酸エステル錠 25mg「YD」	622434701	エヌケーエスワン配合顆粒 T20
620536509	クロルマジノン酢酸エステル錠 25mg「日医工」	620009354	ティーエスワン配合顆粒 T25
620536524	クロルマジノン酢酸エステル錠 25mg「KN」	622430901	エスエーワン配合顆粒 T25
620537101	プロスタール L 錠 50mg	622434801	エヌケーエスワン配合顆粒 T25
620537302	クロルマジノン酢酸エステル徐放錠 50mg「KN」	622243001	ティーエスワン配合 OD 錠 T20
610454075	プロゲストン錠 2.5mg	622497901	エスエーワン配合 OD 錠 T20
620537901	プロベラ錠 2.5mg	622487301	エヌケーエスワン配合 OD 錠 T20
621285301	メドロキシプロゲステロン酢酸エステル錠 2.5mg「トーワ」	622537501	エスワンタイホウ配合 OD 錠 T20
		622243101	ティーエスワン配合 OD 錠 T25
620537802	メドロキシプロゲステロン酢酸エステル錠 2.5mg「F」	622498001	エスエーワン配合 OD 錠 T25
612470030	ヒスロン錠 5	622487401	エヌケーエスワン配合 OD 錠 T25
610454076	プロゲストン錠 5mg	622537601	エスワンタイホウ配合 OD 錠 T25
620538201	メドロキシプロゲステロン酢酸エステル錠 5mg「F」	622397101	EE エスワン配合錠 T20
610433122	プロゲストン錠 200	622397301	エスワンケーケー配合錠 T20
620008693	ヒスロン H 錠 200mg	622397201	EE エスワン配合錠 T25
620538401	メドロキシプロゲステロン酢酸エステル錠 200mg「F」	622397401	エスワンケーケー配合錠 T25
620006975	チオデロンカプセル 5mg	620915501	ティーエスワン配合カプセル T20
612490039	オペプリム	622256001	エスエーワン配合カプセル T20
620005941	エンドキサン錠 50mg	622254901	エヌケーエスワン配合カプセル T20
622181601	経口用エンドキサン原末 100mg	622285701	エスワンメイジ配合カプセル T20
620904101	マブリン散 1%	622275701	テメラール配合カプセル T20
620005912	アルケラン錠 2mg	620915601	ティーエスワン配合カプセル T25
620004939	エストラサイトカプセル 156.7mg	622256101	エスエーワン配合カプセル T25
622576801	テモゾロミド錠 20mg「NK」	622255001	エヌケーエスワン配合カプセル T25
622576901	テモゾロミド錠 100mg「NK」	622285801	エスワンメイジ配合カプセル T25
620004353	テモダールカプセル 20mg	622275801	テメラール配合カプセル T25
620004354	テモダールカプセル 100mg	620003642	ラステット S カプセル 25mg
620008778	ロイケリン散 10%	620006119	ベプシドカプセル 25mg
614210098	メソトレキセート錠 2.5mg	620003643	ラステット S カプセル 50mg
620005087	フトラフール腸溶顆粒 50%	620006120	ベプシドカプセル 50mg
620004566	フトラフールカプセル 200mg	620002680	塩酸プロカルバジンカプセル 50mg「中外」
614210004	5-FU 錠 50 協和	620920403	塩酸プロカルバジンカプセル 50mg「TYP」
614210003	5-FU 錠 100 協和	620001885	タモキシフェンクエン酸塩 10mg 錠
614210128	フルツロンカプセル 100	620003593	ノルバデックス錠 10mg
614210129	フルツロンカプセル 200	620921501	タモキシフェン錠 10mg「明治」
610470009	ゼローダ錠 300	620920504	タモキシフェン錠 10mg「日医工」
622656401	カペシタビン錠 300mg「サワイ」	620921701	タモキシフェン錠 10mg「サワイ」
622677701	カペシタビン錠 300mg「トーワ」	620921005	タモキシフェン錠 10mg「MYL」
622674301	カペシタビン錠 300mg「日医工」	622671201	タモキシフェン錠 10mg「DSEP」
622679001	カペシタビン錠 300mg「ヤクルト」	622317900	タモキシフェンクエン酸塩 20mg 錠
622700101	カペシタビン錠 300mg「JG」		

コード	名称	コード	名称
620003594	ノルバデックス錠 20mg	622202701	アナストロゾール錠 1mg「KN」
622053001	タモキシフェン錠 20mg「サワイ」	622208701	アナストロゾール錠 1mg「NK」
622075101	タモキシフェン錠 20mg「日医工」	622211201	アナストロゾール錠 1mg「NP」
622041701	タモキシフェン錠 20mg「明治」	622220301	アナストロゾール錠 1mg「SN」
620921905	タモキシフェン錠 20mg「MYL」	622198501	アナストロゾール錠 1mg「ケミファ」
622671301	タモキシフェン錠 20mg「DSEP」	622218301	アナストロゾール錠 1mg「サワイ」
620007083	ベラゾリン細粒 400mg	622215501	アナストロゾール錠 1mg「サンド」
620007084	ベラゾリン細粒 800mg	622195501	アナストロゾール錠 1mg「テバ」
610463172	フルタミド錠 125「KN」	622195001	アナストロゾール錠 1mg「トーワ」
620006876	オダイン錠 125mg	622208401	アナストロゾール錠 1mg「日医工」
621484703	フルタミド錠 125mg「ファイザー」	622222701	アナストロゾール錠 1mg「マイラン」
620005101	ベサノイドカプセル 10mg	622180501	アナストロゾール錠 1mg「明治」
610407022	フェアストン錠 40	622238501	アナストロゾール錠 1mg「アメル」
620004006	トレミフェン錠 40mg「サワイ」	622671101	アナストロゾール錠 1mg「DSEP」
610407023	フェアストン錠 60	622610600	イマチニブメシル酸塩 100mg 錠
622169001	トレミフェン錠 60mg「サワイ」	620002511	グリベック錠 100mg
620003534	カソデックス錠 80mg	622291501	イマチニブ 100mg「EE」
620009414	ビカルタミド錠 80mg「F」	622292801	イマチニブ 100mg「KN」
620009415	ビカルタミド錠 80mg「KN」	622287101	イマチニブ 100mg「NK」
620009412	ビカルタミド錠 80mg「NK」	622298801	イマチニブ 100mg「ヤクルト」
620009413	ビカルタミド錠 80mg「NP」	622348701	イマチニブ 100mg「DSEP」
620009411	ビカルタミド錠 80mg「SN」	622357601	イマチニブ 100mg「ニプロ」
620009420	ビカルタミド錠 80mg「TCK」	622340201	イマチニブ錠 100mg「明治」
620009409	ビカルタミド錠 80mg「あすか」	622380201	イマチニブ錠 100mg「オーハラ」
620009410	ビカルタミド錠 80mg「アメル」	622388501	イマチニブ錠 100mg「ケミファ」
620009416	ビカルタミド錠 80mg「サワイ」	622389601	イマチニブ錠 100mg「サワイ」
620009417	ビカルタミド錠 80mg「サンド」	622414301	イマチニブ錠 100mg「JG」
620009421	ビカルタミド錠 80mg「日医工」	622437501	イマチニブ錠 100mg「TCK」
620009422	ビカルタミド錠 80mg「マイラン」	622411601	イマチニブ錠 100mg「トーワ」
620009423	ビカルタミド錠 80mg「明治」	622436501	イマチニブ錠 100mg「日医工」
621938701	ビカルタミド錠 80mg「JG」	622417501	イマチニブ錠 100mg「ファイザー」
621927301	ビカルタミド錠 80mg「オーハラ」	622496001	イマチニブ錠 100mg「テバ」
621979301	ビカルタミド錠 80mg「トーワ」	622306802	イマチニブ錠 100mg「KMP」
621912301	ビカルタミド錠 80mg「ケミファ」	622357701	イマチニブ錠 200mg「ニプロ」
622087501	ビカルタミド錠 80mg「ファイザー」	622340301	イマチニブ錠 200mg「明治」
621897501	ビカルタミド錠 80mg「テバ」	622375401	イマチニブ錠 200mg「ヤクルト」
622671501	ビカルタミド錠 80mg「DSEP」	622411701	イマチニブ錠 200mg「トーワ」
622265601	カソデックス OD 錠 80mg	622436601	イマチニブ錠 200mg「日医工」
622492601	ビカルタミド OD 錠 80mg「KN」	622457401	イマチニブ錠 200mg「サワイ」
622487201	ビカルタミド OD 錠 80mg「NK」	610462026	アロマシン錠 25mg
622502901	ビカルタミド OD 錠 80mg「あすか」	622115801	エキセメスタン錠 25mg「NK」
622482001	ビカルタミド OD 錠 80mg「ケミファ」	622118801	エキセメスタン錠 25mg「マイラン」
622498101	ビカルタミド OD 錠 80mg「サワイ」	622158301	エキセメスタン錠 25mg「テバ」
622501501	ビカルタミド OD 錠 80mg「日医工」	610462027	イレッサ錠 250
622507101	ビカルタミド OD 錠 80mg「ニプロ」	622668001	ゲフィチニブ錠 250mg「DSEP」
622502701	ビカルタミド OD 錠 80mg「明治」	622684501	ゲフィチニブ錠 250mg「JG」
622513701	ビカルタミド OD 錠 80mg「トーワ」	622672301	ゲフィチニブ錠 250mg「NK」
622671401	ビカルタミド OD 錠 80mg「DSEP」	622679701	ゲフィチニブ錠 250mg「サワイ」
622689100	アナストロゾール 1mg 錠	622682601	ゲフィチニブ錠 250mg「サンド」
620003507	アリミデックス錠 1mg	622674401	ゲフィチニブ錠 250mg「日医工」
622192601	アナストロゾール錠 1mg「EE」	622679101	ゲフィチニブ錠 250mg「ヤクルト」
622213401	アナストロゾール錠 1mg「F」	620002491	アムノレイク錠 2mg
622204401	アナストロゾール錠 1mg「JG」	622475600	レトロゾール 2.5mg 錠

コード	名称	コード	名称
620003467	フェマーラ錠 2.5mg	622307401	ジオトリフ錠 50mg
622427401	レトロゾール錠 2.5mg「DSEP」	622623001	イクスタンジ錠 40mg
622429201	レトロゾール錠 2.5mg「EE」	622623101	イクスタンジ錠 80mg
622429901	レトロゾール錠 2.5mg「F」	622443801	アレセンサカプセル 150mg
622413201	レトロゾール錠 2.5mg「FFP」	622363801	ザイティガ錠 250mg
622422101	レトロゾール錠 2.5mg「JG」	622365001	ジャカビ錠 5mg
622433901	レトロゾール錠 2.5mg「KN」	622545301	ジャカビ錠 10mg
622435201	レトロゾール錠 2.5mg「NK」	622363701	ラパリムス錠 1mg
622418401	レトロゾール錠 2.5mg「アメル」	622374701	ボシュリフ錠 100mg
622427901	レトロゾール錠 2.5mg「ケミファ」	622394901	ゼルボラフ錠 240mg
622431001	レトロゾール錠 2.5mg「サワイ」	622415001	ポマリストカプセル 1mg
622432001	レトロゾール錠 2.5mg「テバ」	622415101	ポマリストカプセル 2mg
622412801	レトロゾール錠 2.5mg「トーワ」	622415201	ポマリストカプセル 3mg
622436701	レトロゾール錠 2.5mg「日医工」	622415301	ポマリストカプセル 4mg
622438901	レトロゾール錠 2.5mg「ニプロ」	622416001	レンビマカプセル 4mg
622417401	レトロゾール錠 2.5mg「ファイザー」	622416101	レンビマカプセル 10mg
622420001	レトロゾール錠 2.5mg「明治」	622441601	ファリーダックカプセル 10mg
622411401	レトロゾール錠 2.5mg「ヤクルト」	622441701	ファリーダックカプセル 15mg
622418402	レトロゾール錠 2.5mg「サンド」	622441001	カプレルサ錠 100mg
620005890	タルセバ錠 25mg	622483501	タルグレチンカプセル 75mg
620005891	タルセバ錠 100mg	622487901	イムブルビカカプセル 140mg
620005892	タルセバ錠 150mg	622697301	ジカディア錠 150mg
620006778	ネクサバール錠 200mg	622485301	ジカディアカプセル 150mg
620006801	スーテントカプセル 12.5mg	622472001	タグリッソ錠 40mg
620008558	サレドカプセル 100	622472101	タグリッソ錠 80mg
621984001	サレドカプセル 50	622484901	タフィンラーカプセル 50mg
622267801	サレドカプセル 25	622485001	タフィンラーカプセル 75mg
620009095	スプリセル錠 20mg	622485101	メキニスト錠 0.5mg
620009096	スプリセル錠 50mg	622485201	メキニスト錠 2mg
620009097	タシグナカプセル 200mg	622483401	アイクルシグ錠 15mg
622048101	タシグナカプセル 150mg	622654801	ゾスパタ錠 40mg
622585501	タシグナカプセル 50mg	622653201	ローブレナ錠 25mg
621911601	タイケルブ錠 250mg	622653301	ローブレナ錠 100mg
621980901	アフィニトール錠 5mg	622669101	ビジンプロ錠 15mg
622216801	アフィニトール錠 2.5mg	622669201	ビジンプロ錠 45mg
622226301	アフィニトール分散錠 2mg	622668801	ビラフトビカプセル 50mg
622226401	アフィニトール分散錠 3mg	622668901	メクトビ錠 15mg
621927401	レブラミドカプセル 5mg	622676901	アーリーダ錠 60mg
622456401	レブラミドカプセル 2.5mg	622688401	ヴァンフリタ錠 17.7mg
622087401	ゾリンザカプセル 100mg	622688501	ヴァンフリタ錠 26.5mg
622149601	ザーコリカプセル 200mg	622679401	ロズリートレクカプセル 100mg
622149701	ザーコリカプセル 250mg	622679501	ロズリートレクカプセル 200mg
622183301	インライタ錠 1mg	622696201	ベネクレクスタ錠 10mg
622183401	インライタ錠 5mg	622696301	ベネクレクスタ錠 50mg
622201801	ヴォトリエント錠 200mg	622696401	ベネクレクスタ錠 100mg
622225801	スチバーガ錠 40mg	620007080	ベスタチンカプセル 10mg
622307101	ジオトリフ錠 20mg	620007081	ベスタチンカプセル 30mg
622307201	ジオトリフ錠 30mg	622336001	ロンサーフ配合錠 T15
622307301	ジオトリフ錠 40mg	622336101	ロンサーフ配合錠 T20

メモ欄

A-14 ③
専門的な治療・処置
麻薬の使用（注射剤のみ）

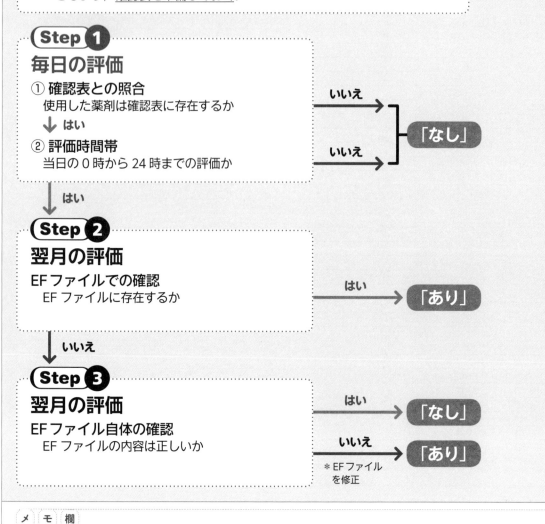

Step 0

事前準備

あらかじめ当該病棟で使用する薬剤を整理し，コード一覧と照合

DPC調査のEFファイルに記載されているレセプト電算処理システム用コードに対して，厚生労働省が示しているコード一覧に照らし合わせて該当しているかを判断。

＊本項目に該当するコードは，次頁の表のとおり。

＊看護職員がコード一覧に存在する薬剤の使用があったか，日々の判断ができるよう，確認表を準備しておく。

Step 1

毎日の評価

① 確認表との照合
　　使用した薬剤は確認表に存在するか　　→ いいえ

↓ はい

② 評価時間帯
　　当日の0時から24時までの評価か　　→ いいえ

→ 「なし」

↓ はい

Step 2

翌月の評価

EFファイルでの確認
　　EFファイルに存在するか　　→ はい → 「あり」

↓ いいえ

Step 3

翌月の評価

EFファイル自体の確認
　　EFファイルの内容は正しいか　　→ はい → 「なし」

　　→ いいえ → 「あり」

＊EFファイルを修正

メ モ 欄

● A-14-③レセプト電算処理システム用コード一覧

コード	名称	コード	名称
648110008	アヘンアルカロイド塩酸塩注射液	648110001	アヘンアルカロイド・アトロピン注射液
620009272	パンオピン皮下注 20mg	648110002	アヘンアルカロイド・スコポラミン注射液
648110009	モルヒネ塩酸塩注射液	648110010	弱アヘンアルカロイド・スコポラミン注射液
620003067	アンペック注 10mg	648110012	複方オキシコドン・アトロピン注射液
620009277	モルヒネ塩酸塩注射液 10mg「シオノギ」	648110006	モルヒネ・アトロピン注射液
628504000	モルヒネ塩酸塩注射液 10mg「第一三共」	648210005	ペチジン塩酸塩注射液
628504304	モルヒネ塩酸塩注射液 10mg「タケダ」	628512804	ペチジン塩酸塩注射液 35mg「タケダ」
640407022	モルヒネ塩酸塩注射液	648210006	ペチジン塩酸塩注射液
620003068	アンペック注 50mg	628513304	ペチジン塩酸塩注射液 50mg「タケダ」
620009278	モルヒネ塩酸塩注射液 50mg「シオノギ」	620009577	フェンタニル注射液 0.1mg「ヤンセン」
628504500	モルヒネ塩酸塩注射液 50mg「第一三共」	621208101	フェンタニル注射液 0.1mg「第一三共」
628504804	モルヒネ塩酸塩注射液 50mg「タケダ」	621899203	フェンタニル注射液 0.1mg「テルモ」
640453051	モルヒネ塩酸塩注射液	620009578	フェンタニル注射液 0.25mg「ヤンセン」
620001373	アンペック注 200mg	621627101	フェンタニル注射液 0.25mg「第一三共」
620009279	モルヒネ塩酸塩注射液 200mg「第一三共」	621899303	フェンタニル注射液 0.25mg「テルモ」
628505102	モルヒネ塩酸塩注射液 200mg「シオノギ」	620009579	フェンタニル注射液 0.5mg「ヤンセン」
628505304	モルヒネ塩酸塩注射液 200mg「タケダ」	621899403	フェンタニル注射液 0.5mg「テルモ」
620004181	プレペノン注 100mg シリンジ	620004422	アルチバ静注用 2mg
622135601	オキファスト注 10mg	622486801	レミフェンタニル静注用 2mg「第一三共」
622685701	オキシコドン注射液 10mg「第一三共」	620004423	アルチバ静注用 5mg
622135701	オキファスト注 50mg	622486901	レミフェンタニル静注用 5mg「第一三共」
622685801	オキシコドン注射液 50mg「第一三共」	621208201	タラモナール静注
622625401	ナルベイン注 2mg	648210004	ペチロルファン注射液
622625501	ナルベイン注 20mg	648210007	弱ペチロルファン注射液
648110014	複方オキシコドン注射液		

メ モ 欄

［A項目］

A-14 ④ 専門的な治療・処置
麻薬の内服，貼付，坐剤の管理

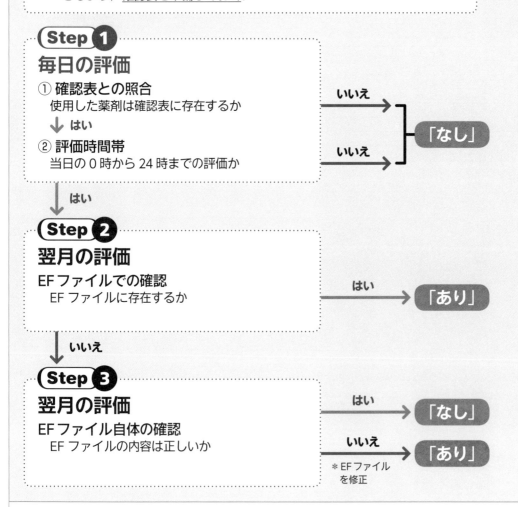

Step 0
事前準備

あらかじめ当該病棟で使用する薬剤を整理し，コード一覧と照合

DPC 調査の EF ファイルに記載されているレセプト電算処理システム用コードに対して，厚生労働省が示しているコード一覧に照らし合わせて該当しているかを判断。

＊本項目に該当するコードは，次頁からの表のとおり。

＊看護職員がコード一覧に存在する薬剤の使用があったか，日々の判断ができるよう，確認表を準備しておく。

Step 1
毎日の評価

① 確認表との照合
使用した薬剤は確認表に存在するか → いいえ ┐

↓ はい

② 評価時間帯
当日の 0 時から 24 時までの評価か → いいえ ┘ → 「なし」

↓ はい

Step 2
翌月の評価

EF ファイルでの確認
EF ファイルに存在するか → はい → 「あり」

↓ いいえ

Step 3
翌月の評価

EF ファイル自体の確認
EF ファイルの内容は正しいか → はい → 「なし」

いいえ → 「あり」
＊ EF ファイル
を修正

メ モ 欄

● A-14-④ レセプト電算処理システム用コード一覧

コード	名称	コード	名称
610462034	コデインリン酸塩散 1%	618110011	コデインリン酸塩錠
620000567	リン酸コデイン散 1%〈ハチ〉	620009226	コデインリン酸塩錠 20mg「第一三共」
620000568	リン酸コデイン散 1%「フソー」	628505804	コデインリン酸塩錠 20mg「タケダ」
612240008	リン酸コデイン散 1%「ホエイ」	618110009	コデインリン酸塩水和物
620000569	リン酸コデイン散 1%「イワキ」	620009227	コデインリン酸塩水和物「タケダ」原末
610450010	リン酸コデイン散 1%「メタル」	628506001	コデインリン酸塩水和物「第一三共」原末
620005838	コデインリン酸塩散 1%「シオエ」	610462035	コデインリン酸塩散 10%
620009310	コデインリン酸塩散 1%「第一三共」	620009225	コデインリン酸塩散 10%「タケダ」
620392409	コデインリン酸塩散 1%「タケダ」	628506500	コデインリン酸塩散 10%「第一三共」
620392429	リン酸コデイン散 1%「日医工」	618110012	ジヒドロコデインリン酸塩
620392403	コデインリン酸塩散 1%〈ハチ〉	628507001	ジヒドロコデインリン酸塩「第一三共」原末
620000182	コデインリン酸塩錠	628507304	ジヒドロコデインリン酸塩「タケダ」原末
620005841	コデインリン酸塩錠 5mg「シオエ」	610462037	ジヒドロコデインリン酸塩散 10%
621567604	リン酸コデイン錠 5mg「ファイザー」	628507501	ジヒドロコデインリン酸塩散 10%「第一三共」
610462036	ジヒドロコデインリン酸塩散 1%	628507804	ジヒドロコデインリン酸塩散 10%「タケダ」
620000575	リン酸ジヒドロコデイン散 1%〈ハチ〉	620003630	メテバニール錠 2mg
620000576	リン酸ジヒドロコデイン散 1%「フソー」	622016901	オキノーム散 2.5mg
612240010	リン酸ジヒドロコデイン散 1%「ホエイ」	622017001	オキノーム散 5mg
610450011	リン酸ジヒドロコデイン散 1%「メタル」	622017101	オキノーム散 10mg
620005844	ジヒドロコデインリン酸塩散 1%「シオエ」	622303901	オキノーム散 20mg
620009316	ジヒドロコデインリン酸塩散 1%「第一三共」	622540101	オキシコドン錠 2.5mg「第一三共」
620392509	ジヒドロコデインリン酸塩散 1%「タケダ」	622540201	オキシコドン錠 5mg「第一三共」
620392528	リン酸ジヒドロコデイン散 1%「日医工」	622540301	オキシコドン錠 10mg「第一三共」
620392532	ジヒドロコデインリン酸塩散 1%〈ハチ〉	622540401	オキシコドン錠 20mg「第一三共」
618110006	アヘン末	622521701	オキシコドン徐放錠 5mg「第一三共」
628500001	アヘン末「第一三共」	622521801	オキシコドン徐放錠 10mg「第一三共」
618110004	アヘン散	622521901	オキシコドン徐放錠 20mg「第一三共」
628500501	アヘン散「第一三共」	622522001	オキシコドン徐放錠 40mg「第一三共」
618110002	アヘンチンキ	622576301	オキシコンチン TR 錠 5mg
628501001	アヘンチンキ「第一三共」	622685301	オキシコドン徐放錠 5mgNX「第一三共」
618110014	アヘンアルカロイド塩酸塩	622576401	オキシコンチン TR 錠 10mg
618110025	パンオピン「タケダ」	622685401	オキシコドン徐放錠 10mgNX「第一三共」
618110015	エチルモルヒネ塩酸塩水和物	622576501	オキシコンチン TR 錠 20mg
618110017	モルヒネ塩酸塩錠	622685501	オキシコドン徐放錠 20mgNX「第一三共」
620009255	モルヒネ塩酸塩錠 10mg「DSP」	622576601	オキシコンチン TR 錠 40mg
618110016	モルヒネ塩酸塩水和物	622685601	オキシコドン徐放錠 40mgNX「第一三共」
620008346	モルヒネ塩酸塩水和物「第一三共」原末	622303501	オキシコドン徐放カプセル 5mg「テルモ」
620009256	モルヒネ塩酸塩水和物「タケダ」原末	622303601	オキシコドン徐放カプセル 10mg「テルモ」
610453130	モルペス細粒 2%	622303701	オキシコドン徐放カプセル 20mg「テルモ」
610453131	モルペス細粒 6%	622303801	オキシコドン徐放カプセル 40mg「テルモ」
618110023	MS コンチン錠 10mg	622550201	ナルラピド錠 1mg
618110024	MS コンチン錠 30mg	622550301	ナルラピド錠 2mg
610406378	MS コンチン錠 60mg	622550501	ナルラピド錠 4mg
610453027	MS ツワイスロンカプセル 10mg	622549801	ナルサス錠 2mg
610453028	MS ツワイスロンカプセル 30mg	622549901	ナルサス錠 6mg
610453029	MS ツワイスロンカプセル 60mg	622550001	ナルサス錠 12mg
620003165	パシーフカプセル 30mg	622550101	ナルサス錠 24mg
620003166	パシーフカプセル 60mg	618110001	アヘン・トコン散
620003167	パシーフカプセル 120mg	618110027	ドーフル散
610470010	オプソ内服液 5mg	618210001	ペチジン塩酸塩
610470011	オプソ内服液 10mg	622293501	アブストラル舌下錠 100μg

コード	名称	コード	名称
622293601	アブストラル舌下錠 200μg	622305502	フェンタニル 3 日用テープ 12.6mg「テイコク」
622293701	アブストラル舌下錠 400μg	620007682	デュロテップ MT パッチ 16.8mg
622264901	イーフェンバッカル錠 50μg	622178301	フェンタニル 3 日用テープ 16.8mg「HMT」
622265001	イーフェンバッカル錠 100μg	622228601	フェンタニル 3 日用テープ 16.8mg「明治」
622265101	イーフェンバッカル錠 200μg	622628501	フェンタニル 3 日用テープ 16.8mg「トーワ」
622265201	イーフェンバッカル錠 400μg	622305602	フェンタニル 3 日用テープ 16.8mg「テイコク」
622265301	イーフェンバッカル錠 600μg	622041901	ワンデュロパッチ 0.84mg
622265401	イーフェンバッカル錠 800μg	622505001	フェンタニル 1 日用テープ 0.84mg「明治」
622212701	メサペイン錠 5mg	622042001	ワンデュロパッチ 1.7mg
622212801	メサペイン錠 10mg	622505101	フェンタニル 1 日用テープ 1.7mg「明治」
622350501	タペンタ錠 25mg	622042101	ワンデュロパッチ 3.4mg
622350601	タペンタ錠 50mg	622505201	フェンタニル 1 日用テープ 3.4mg「明治」
622350701	タペンタ錠 100mg	622042201	ワンデュロパッチ 5mg
668110001	アンペック坐剤 10mg	622505301	フェンタニル 1 日用テープ 5mg「明治」
668110002	アンペック坐剤 20mg	622042301	ワンデュロパッチ 6.7mg
660432005	アンペック坐剤 30mg	622505401	フェンタニル 1 日用テープ 6.7mg「明治」
618120001	コカイン塩酸塩	622700801	ラフェンタテープ 1.38mg
620009281	コカイン塩酸塩「タケダ」原末	622700901	ラフェンタテープ 2.75mg
620007678	デュロテップ MT パッチ 2.1mg	622701001	ラフェンタテープ 5.5mg
622177901	フェンタニル 3 日用テープ 2.1mg「HMT」	622701101	ラフェンタテープ 8.25mg
622228201	フェンタニル 3 日用テープ 2.1mg「明治」	622701201	ラフェンタテープ 11mg
622628101	フェンタニル 3 日用テープ 2.1mg「トーワ」	621988502	フェントステープ 1mg
622305202	フェンタニル 3 日用テープ 2.1mg「テイコク」	622643101	フェンタニルクエン酸塩 1 日用テープ 1mg「第一三共」
620007679	デュロテップ MT パッチ 4.2mg	622696801	フェンタニルクエン酸塩 1 日用テープ 1mg「テイコク」
622178001	フェンタニル 3 日用テープ 4.2mg「HMT」	621988602	フェントステープ 2mg
622228301	フェンタニル 3 日用テープ 4.2mg「明治」	622643201	フェンタニルクエン酸塩 1 日用テープ 2mg「第一三共」
622628201	フェンタニル 3 日用テープ 4.2mg「トーワ」	622696901	フェンタニルクエン酸塩 1 日用テープ 2mg「テイコク」
622305302	フェンタニル 3 日用テープ 4.2mg「テイコク」	621988702	フェントステープ 4mg
620007680	デュロテップ MT パッチ 8.4mg	622643301	フェンタニルクエン酸塩 1 日用テープ 4mg「第一三共」
622178101	フェンタニル 3 日用テープ 8.4mg「HMT」	622697001	フェンタニルクエン酸塩 1 日用テープ 4mg「テイコク」
622228401	フェンタニル 3 日用テープ 8.4mg「明治」	621988802	フェントステープ 6mg
622628301	フェンタニル 3 日用テープ 8.4mg「トーワ」	622643401	フェンタニルクエン酸塩 1 日用テープ 6mg「第一三共」
622305402	フェンタニル 3 日用テープ 8.4mg「テイコク」	622697101	フェンタニルクエン酸塩 1 日用テープ 6mg「テイコク」
620007681	デュロテップ MT パッチ 12.6mg	621988902	フェントステープ 8mg
622178201	フェンタニル 3 日用テープ 12.6mg「HMT」	622643501	フェンタニルクエン酸塩 1 日用テープ 8mg「第一三共」
622228501	フェンタニル 3 日用テープ 12.6mg「明治」	622697201	フェンタニルクエン酸塩 1 日用テープ 8mg「テイコク」
622628401	フェンタニル 3 日用テープ 12.6mg「トーワ」	622645901	フェントステープ 0.5mg

メ モ 欄

A-14 専門的な治療・処置
⑤ 放射線治療

項目の定義 放射線治療は，固形腫瘍または血液系腫瘍を含む悪性腫瘍がある患者に対して，病変部にX線，ガンマ線，電子線等の放射線を照射し，そのDNA分子間の結合破壊（電離作用）により目標病巣を死滅させることを目的として実施した場合に評価する項目である。

Step 1
記録の有無の確認
① 記録
　看護記録等はあるか（照射録）
　↓ はい
② 評価時間帯
　当日の0時から24時までの評価か

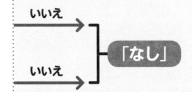

↓ はい

Step 2
実施した状況による評価
実施場所
　当該医療機関内での実施か

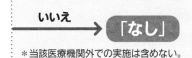

＊当該医療機関外での実施は含めない。

↓ はい

Step 3
実施した内容による評価
「評価の手引き」にある定義・留意点のとおりに実施したか
→固形腫瘍または血液系腫瘍を含む悪性腫瘍がある患者に対して放射線治療を実施。
＊照射方法は，外部照射と内部照射（腔内照射，小線源治療）を問わない。
＊放射線治療には，X線表在治療，高エネルギー放射線治療，ガンマナイフ，直線加速器（リニアック）による定位放射線治療，全身照射，密封小線源治療，放射性同位元素内用療法を評価に含める。
＊継続して内部照射を行っている場合は，治療期間を通して評価。
＊外部照射の場合は照射日のみを評価。

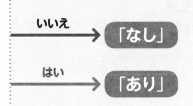

メモ欄

A-14 ⑥ 専門的な治療・処置
免疫抑制剤の管理（注射剤のみ）

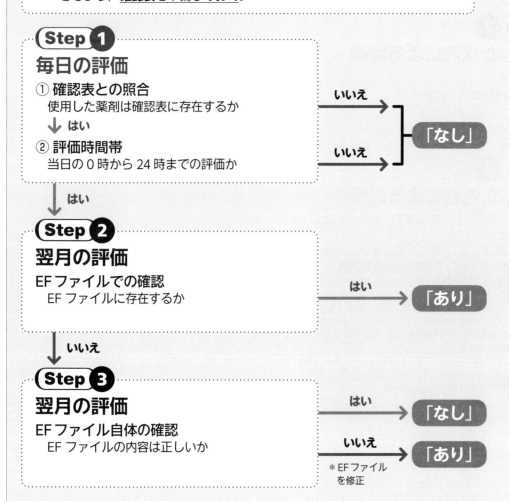

Step 0
事前準備

あらかじめ当該病棟で使用する薬剤を整理し，コード一覧と照合

DPC調査のEFファイルに記載されているレセプト電算処理システム用コードに対して，厚生労働省が示しているコード一覧に照らし合わせて該当しているかを判断。

＊本項目に該当するコードは，次頁の表のとおり。

＊看護職員がコード一覧に存在する薬剤の使用があったか，日々の判断ができるよう，確認表を準備しておく。

Step 1
毎日の評価

① 確認表との照合
　使用した薬剤は確認表に存在するか　　**いいえ** →
↓ はい

② 評価時間帯
　当日の0時から24時までの評価か　　**いいえ** →
　　　　　　　　　　　　　　　　　　「なし」

↓ はい

Step 2
翌月の評価

EFファイルでの確認
　EFファイルに存在するか　　**はい** → 「あり」

↓ いいえ

Step 3
翌月の評価

EFファイル自体の確認
　EFファイルの内容は正しいか　　**はい** → 「なし」
　　　　　　　　　　　　　　　　　いいえ → 「あり」
　　　　　　　　　　　　　　　　　＊EFファイル
　　　　　　　　　　　　　　　　　　を修正

メ モ 欄

● A-14-⑥レセプト電算処理システム用コード一覧

コード	名称	コード	名称
620007335	ソル・コーテフ注射用 100mg	620003832	リメタゾン静注 2.5mg
620008818	サクシゾン注射用 100mg	642450087	リンデロン懸濁注
620007332	ソル・コーテフ静注用 250mg	640454024	注射用ソル・メルコート 40
620008819	サクシゾン注射用 300mg	620007356	ソル・メドロール静注用 40mg
620007333	ソル・コーテフ静注用 500mg	640454025	注射用ソル・メルコート 125
620008816	サクシゾン静注用 500mg	620007357	ソル・メドロール静注用 125mg
620007334	ソル・コーテフ静注用 1000mg	640454026	注射用ソル・メルコート 500
620008817	サクシゾン静注用 1000mg	620007358	ソル・メドロール静注用 500mg
620004661	ケナコルト-A 皮内用関節腔内用水懸注 50mg／5mL	620001310	注射用ソル・メルコート 1,000
620004660	ケナコルト-A 筋注用関節腔内用水懸注 40mg／1mL	620007359	ソル・メドロール静注用 1000mg
620002613	リンデロン注 2mg（0.4%）	620007381	デポ・メドロール水懸注 20mg
620003829	リノロサール注射液 2mg（0.4%）	620007382	デポ・メドロール水懸注 40mg
620002614	リンデロン注 4mg（0.4%）	642450115	注射用プレドニゾロンコハク酸エステルナトリウム
620003830	リノロサール注射液 4mg（0.4%）	642450169	水溶性プレドニン 10mg
620002615	リンデロン注 20mg（0.4%）	620530402	プレドニゾロンコハク酸エステル Na 注射用 10mg「F」
620003831	リノロサール注射液 20mg（0.4%）	642450116	注射用プレドニゾロンコハク酸エステルナトリウム
620002616	リンデロン注 20mg（2%）	642450170	水溶性プレドニン 20mg
620002617	リンデロン注 100mg（2%）	620530502	プレドニゾロンコハク酸エステル Na 注射用 20mg「F」
620007336	ソルコート静注液 100mg	642450117	注射用プレドニゾロンコハク酸エステルナトリウム
620525001	デカドロン注射液 1.65mg	642450171	水溶性プレドニン 50mg
620525101	デキサート注射液 1.65mg	620894001	サンディミュン点滴静注用 250mg
620525201	オルガドロン注射液 1.9mg	643990141	プログラフ注射液 5mg
620525301	デカドロン注射液 3.3mg	622047401	プログラフ注射液 2mg
620525401	デキサート注射液 3.3mg	620008850	スパニジン点滴静注用 100mg
620525801	オルガドロン注射液 3.8mg	620008829	シムレクト静注用 20mg
620525601	デカドロン注射液 6.6mg	620008445	シムレクト小児用静注用 10mg
620525701	デキサート注射液 6.6mg	620009011	ステロネマ注腸 3mg
620525901	オルガドロン注射液 19mg	620009010	ステロネマ注腸 1.5mg

メ　モ　欄

A-14 ⑦ 専門的な治療・処置
昇圧剤の使用（注射剤のみ）

Step 0
事前準備

あらかじめ当該病棟で使用する薬剤を整理し，コード一覧と照合

DPC 調査の EF ファイルに記載されているレセプト電算処理システム用コードに対して，厚生労働省が示しているコード一覧に照らし合わせて該当しているかを判断。

＊本項目に該当するコードは，<u>次頁の表</u>のとおり。

＊看護職員がコード一覧に存在する薬剤の使用があったか，日々の判断ができるよう，<u>確認表</u>を準備しておく。

Step 1
毎日の評価

① 確認表との照合
　使用した薬剤は確認表に存在するか　**いいえ →**

　↓ はい

② 評価時間帯
　当日の 0 時から 24 時までの評価か　**いいえ →**

　→ 「なし」

　↓ はい

Step 2
翌月の評価

EF ファイルでの確認
　EF ファイルに存在するか　**はい →**　「あり」

　↓ いいえ

Step 3
翌月の評価

EF ファイル自体の確認
　EF ファイルの内容は正しいか　**はい →**　「なし」

　いいえ →　「あり」

＊EF ファイルを修正

メ モ 欄

● A-14-⑦レセプト電算処理システム用コード一覧

コード	名称	コード	名称
620008805	エホチール注 10mg	620004105	イノバン注 0.6%シリンジ
640461008	ドパミン塩酸塩 100mg5mL 注射液	642110084	ドブトレックス注射液 100mg
620002175	イノバン注 100mg	620005187	ドブタミン点滴静注 100mg「アイロム」
620003427	カコージン注 100mg	621365314	ドブタミン塩酸塩点滴静注液 100mg「サワイ」
620005804	ドパミン塩酸塩点滴静注 100mg「アイロム」	621365306	ドブタミン点滴静注 100mg「AFP」
620005858	ドパミン塩酸塩点滴静注液 100mg「タイヨー」	621365316	ドブタミン点滴静注液 100mg「F」
620008381	ドパミン塩酸塩点滴静注 100mg「KN」	621365321	ドブタミン点滴静注液 100mg「ファイザー」
620244722	ツルドパミ点滴静注 100mg	620005188	ドブトレックスキット点滴静注用 200mg
620244718	ドパミン塩酸塩点滴静注 100mg「NP」	620005189	ドブトレックスキット点滴静注用 600mg
620244732	ドパミン塩酸塩点滴静注液 100mg「ファイザー」	620003225	ドブポン注 0.1%シリンジ
620244701	ドパミン塩酸塩点滴静注 100mg「イセイ」	620003226	ドブポン注 0.3%シリンジ
620002174	イノバン注 50mg	620004161	ドブポン注 0.6%シリンジ
621399008	ドパミン塩酸塩点滴静注液 50mg「タイヨー」	620002593	ネオシネジンコーワ注 1mg
621399011	ツルドパミ点滴静注 50mg	620002594	ネオシネジンコーワ注 5mg
621399010	カコージン注 50mg	642450005	アドレナリン注射液
621399013	ドパミン塩酸塩点滴静注 50mg「NP」	620517902	ボスミン注 1mg
640461010	ドパミン塩酸塩 200mg10mL 注射液	642450071	ノルアドレナリン注射液
620245102	ツルドパミ点滴静注 200mg	620008384	ノルアドリナリン注 1mg
622084701	カコージン注 200mg	621371901	アドレナリン注 0.1%シリンジ「テルモ」
622060501	ドパミン塩酸塩点滴静注液 200mg「タイヨー」	628704702	エピペン注射液 0.15mg
622033602	ドパミン塩酸塩点滴静注 200mg「NP」	628704802	エピペン注射液 0.3mg
620002179	塩酸ドパミン注キット 200	620246104	ドパミン塩酸塩点滴静注液 200mg キット「ファイザー」
620003205	カコージン D 注 0.1%	620246305	ドパミン塩酸塩点滴静注液 200mg バッグ「武田テバ」
620002180	塩酸ドパミン注キット 600	620246404	ドパミン塩酸塩点滴静注液 600mg キット「ファイザー」
620003207	カコージン D 注 0.3%	620246605	ドパミン塩酸塩点滴静注液 600mg バッグ「武田テバ」
620003194	イノバン注 0.1%シリンジ	620247903	ドブタミン点滴静注液 200mg キット「ファイザー」
620003195	イノバン注 0.3%シリンジ	620248003	ドブタミン点滴静注液 600mg キット「ファイザー」

メ モ 欄

A-14 ⑧ 専門的な治療・処置
抗不整脈剤の使用（注射剤のみ）

Step 0
事前準備

あらかじめ当該病棟で使用する薬剤を整理し，コード一覧と照合

DPC 調査の EF ファイルに記載されているレセプト電算処理システム用コードに対して，厚生労働省が示しているコード一覧に照らし合わせて該当しているかを判断。

*本項目に該当するコードは，<u>次頁の表</u>のとおり。

*看護職員がコード一覧に存在する薬剤の使用があったか，日々の判断ができるよう，<u>確認表</u>を準備しておく。

Step 1
毎日の評価

① **確認表との照合**
　使用した薬剤は確認表に存在するか　　　**いいえ** →

　↓ **はい**

② **評価時間帯**
　当日の 0 時から 24 時までの評価か　　　**いいえ** →

　　　　　　　　　　　　　　　　　　　　「なし」

↓ **はい**

Step 2
翌月の評価

EF ファイルでの確認
　EF ファイルに存在するか　　　**はい** →　**「あり」**

↓ **いいえ**

Step 3
翌月の評価

EF ファイル自体の確認
　EF ファイルの内容は正しいか　　　**はい** →　**「なし」**

　　　　　　　　　　　　　　　　　いいえ →　**「あり」**
　　　　　　　　　　　　　　　*EF ファイル
　　　　　　　　　　　　　　　を修正

メ モ 欄

● A-14-⑧レセプト電算処理システム用コード一覧

コード	名称	コード	名称
641210020	リドカイン注射液	622422801	オノアクト点滴静注用 150mg
641210093	キシロカイン注射液 0.5%	640462042	ブレビブロック注 100mg
641210094	リドカイン注「NM」0.5%	620004782	リスモダン P 静注 50mg
641210021	リドカイン注射液	620005243	ワソラン静注 5mg
641210096	キシロカイン 0.5%筋注用溶解液	620009200	ベラパミル塩酸塩静注 5mg「タイヨー」
641210022	リドカイン注射液	620008940	メキシチール点滴静注 125mg
641210099	キシロカイン注射液 1%	620004636	アスペノン静注用 100
641210100	リドカイン注「NM」1%	620262301	シベノール静注 70mg
641210023	リドカイン注射液	620007361	タンボコール静注 50mg
641210102	キシロカイン注射液 2%	620002584	シンビット静注用 50mg
641210103	リドカイン注「NM」2%	640443003	サンリズム注射液 50
641210024	リドカイン注射液	620002610	リドカイン静注用 2%シリンジ「テルモ」
641210105	静注用キシロカイン 2%	620004876	アンカロン注 150
620166503	リドカイン静注液 2%「タカタ」	622609302	アミオダロン塩酸塩静注 150mg「TE」
641210025	リドカイン注射液	620332902	ジルチアゼム塩酸塩静注用 10mg「日医工」
621670602	リドカイン点滴静注液 1%「タカタ」	620333102	ジルチアゼム塩酸塩静注用 50mg「日医工」
642120014	プロカインアミド塩酸塩注射液	640407031	ヘルベッサー注射用 250
620008355	アミサリン注 100mg	620333401	ジルチアゼム塩酸塩注射用 250mg「サワイ」
642120015	プロカインアミド塩酸塩注射液	621403902	ジルチアゼム塩酸塩静注用 250mg「日医工」
620008356	アミサリン注 200mg	621958501	ヘルベッサー注射用 10
642120006	インデラル注射液 2mg	620333501	ジルチアゼム塩酸塩注射用 10mg「サワイ」
621494801	オノアクト点滴静注用 50mg	621958601	ヘルベッサー注射用 50
622094701	コアベータ静注用 12.5mg	620333601	ジルチアゼム塩酸塩注射用 50mg「サワイ」

メ モ 欄

A-14 ⑨ 専門的な治療・処置
抗血栓栓塞栓薬の持続点滴の使用

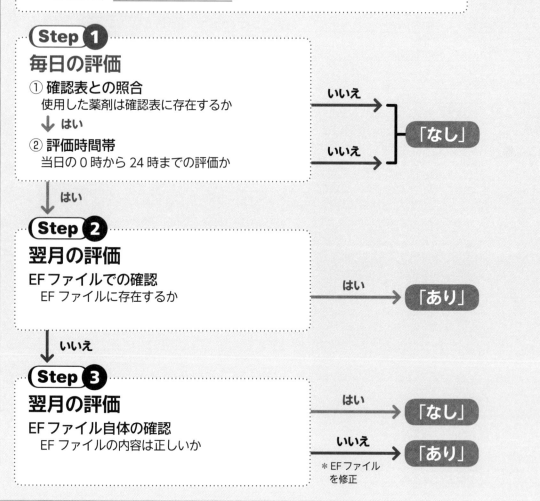

Step 0
事前準備

あらかじめ当該病棟で使用する薬剤を整理し，コード一覧と照合

DPC 調査の EF ファイルに記載されているレセプト電算処理システム用コードに対して，厚生労働省が示しているコード一覧に照らし合わせて該当しているかを判断。

＊本項目に該当するコードは，次頁の表のとおり。

＊看護職員がコード一覧に存在する薬剤の使用があったか，日々の判断ができるよう，確認表を準備しておく。

Step 1
毎日の評価

① 確認表との照合
　使用した薬剤は確認表に存在するか　──いいえ──┐
　↓ はい　　　　　　　　　　　　　　　　　　　　├→「なし」
② 評価時間帯
　当日の 0 時から 24 時までの評価か　──いいえ──┘

↓ はい

Step 2
翌月の評価

EF ファイルでの確認
　EF ファイルに存在するか　──はい──→「あり」

↓ いいえ

Step 3
翌月の評価

EF ファイル自体の確認
　EF ファイルの内容は正しいか　──はい──→「なし」
　　　　　　　　　　　　　　　──いいえ──→「あり」

＊EF ファイルを修正

メモ欄

● A-14-⑨レセプト電算処理システム用コード一覧

コード	名称	コード	名称
621406001	アルガトロバン注射液 10mg「サワイ」	621832801	ヘパリン Na 透析用 250 単位／mL「NS」20mL
621267001	アルガトロバン注射液 10mg「日医工」	621701902	ダルテパリン Na 静注 5000 単位／5mL「日新」
621405904	アルガトロバン注射液 10mg「SN」	621699702	ダルテパリン Na 静注 5000 単位／5mL「KCC」
620002948	スロンノン HI 注 10mg／2mL	620006328	リザルミン静注 5000 単位／5mL
620002974	ノバスタン HI 注 10mg／2mL	621757301	ダルテパリン Na 静注 5 千単位／5mL「HK」
620003192	アルガトロバン注シリンジ 10mg「NP」	621673901	ダルテパリン Na 静注 5000 単位／5mL「日医工」
621734701	アルガトロバン注 10mg シリンジ「SN」	621757401	ダルテパリン Na 静注 5000 単位／5mL「日本臓器」
620002252	チトラミン液「フソー」-4%	620812701	フラグミン静注 5000 単位／5mL
620812203	ヘパリン Ca 皮下注 2 万単位／0.8mL「サワイ」	621702702	ダルテパリン Na 静注 5000 単位／5mL「サワイ」
621824702	ヘパリンカルシウム注 1 万単位／10mL「AY」	621673102	ダルテパリン Na 静注 5000 単位／5mL「AFP」
621824802	ヘパリン Ca 注射液 2 万単位／20mL「サワイ」	620007360	ダルテパリン Na 静注 5 千単位／5mL シリンジ「HK」
621825002	ヘパリンカルシウム注 5 万単位／50mL「AY」	621994801	ダルテパリン Na 静注 2500 単位／10mL シリンジ「ニプロ」
621824902	ヘパリン Ca 注射液 5 万単位／50mL「サワイ」	621994901	ダルテパリン Na 静注 3000 単位／12mL シリンジ「ニプロ」
621825102	ヘパリン Ca 注射液 10 万単位／100mL「サワイ」	621995001	ダルテパリン Na 静注 4000 単位／16mL シリンジ「ニプロ」
622458001	ヘパリン Ca 皮下注 1 万単位／0.4mL「サワイ」	621995101	ダルテパリン Na 静注 5000 単位／20mL シリンジ「ニプロ」
621933401	ヘパリンカルシウム皮下注 5 千単位／0.2mL シリンジ「モチダ」	620006789	リコモジュリン点滴静注用 12800
643330011	ヘパリンナトリウム注射液	621373901	オルガラン静注 1250 単位
620812504	ヘパリンナトリウム注 N5 千単位／5mL「AY」	620006203	ウロナーゼ静注用 6 万単位
620006725	ヘパリンナトリウム注射液	620006202	ウロナーゼ冠動注用 12 万単位
621825302	ヘパリン Na 注 5 T単位／5mL「モチダ」	620006204	ウロナーゼ静注用 24 万単位
620006728	ヘパリンナトリウム注射液	620006267	デフィブラーゼ点滴静注液 10 単位
621825802	ヘパリンナトリウム注 1 万単位／10mL「AY」	643950056	アクチバシン注 600 万
621825602	ヘパリンナトリウム注 N1 万単位／10mL「AY」	643950059	グルトパ注 600 万
621825704	ヘパリンナトリウム注 1 万単位／10mL「ニプロ」	643950057	アクチバシン注 1200 万
621825502	ヘパリン Na 注 1 万単位／10mL「モチダ」	643950060	グルトパ注 1200 万
620006734	ヘパリンナトリウム注射液	643950058	アクチバシン注 2400 万
621826102	ヘパリンナトリウム注 5 万単位／50mL「AY」	643950061	グルトパ注 2400 万
621826004	ヘパリンナトリウム注 5 万単位／50mL「ニプロ」	620007270	クリアクター静注用 40 万
620006739	ヘパリンナトリウム注射液	620007271	クリアクター静注用 80 万
621826402	ヘパリンナトリウム注 10 万単位／100mL「AY」		
620006312	ヘパリン Na 透析用 250 単位／mL「フソー」20mL		

メ モ 欄

A-14 ⑩ 専門的な治療・処置
ドレナージの管理

項目の定義 ドレナージの管理とは，排液，減圧の目的として，患者の創部や体腔に誘導管（ドレーン）を継続的に留置し，滲出液や血液等を直接的に体外に誘導し，排液バッグ等に貯留する状況を看護職員が管理した場合に評価する項目である。

（留意点）継続的とは，2日以上にまたがって管理されていることをいう。

Step 1
記録の有無の確認
① 記録
　看護記録等はあるか（処置に係る実施記録）
　↓ はい
② 評価時間帯
　当日の0時から24時までの評価か

→ いいえ
→ いいえ
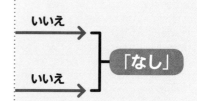「なし」

↓ はい

Step 2
実施した状況による評価
① 実施場所
　当該病棟での実施か
　↓ はい
② 実施者
　当該病棟所属の看護職員（看護師，准看護師）による実施か
　＊医師が単独で行った後，看護職員が記録した場合も含む。

→ いいえ
→ いいえ
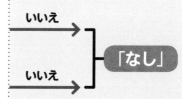「なし」

↓ はい

Step 3
実施した内容による評価
「評価の手引き」にある定義・留意点のとおりに実施したか
→患者の創部や体腔に誘導管（ドレーン）が継続的に留置され，滲出液や血液等が直接的に体外に誘導され，排液バッグ等に貯留している。

＊誘導管を設置した日であって翌日も留置している場合は，当日に6時間以上留置されていた場合に評価に含める。
＊抜去した日であって前日も留置している場合は，当日に6時間以上留置されていた場合に評価に含める。
＊胃瘻（PEG）を減圧目的で開放する場合であっても定義に従っていれば評価に含める。
＊体外へ直接誘導する場合のみ評価に含める。
＊経尿道的な膀胱留置カテーテル（尿道バルンカテーテル）でも，血尿があれば，血尿の状況を管理する場合に限り評価に含める。
＊陰圧閉鎖療法は，創部に誘導管（パッドが連結されている場合を含む）を留置して，定義に従った処置をしている場合は評価に含める。
＊抜去や移動等の目的で，一時的であればクランプしていてもよいものとする。

→ いいえ 「なし」

＊誘導管は，当日に設置してかつ抜去した場合は「なし」とする。
＊体内で側副路を通す場合は「なし」とする。
＊腹膜透析や血液透析は「なし」とする。
＊経尿道的な膀胱留置カテーテル（尿道バルンカテーテル）は「なし」とする。

→ はい 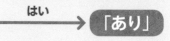「あり」

A-14 ⑪ 専門的な治療・処置
無菌治療室での治療

項目の定義 無菌治療室での治療とは，移植後，白血病，再生不良性貧血，骨髄異形成症候群，重症複合型免疫不全症等の患者に対して，無菌治療室での治療が必要であると医師が判断し，無菌治療室での治療を6時間以上行った場合に評価する項目である。

Step 1

記録の有無の確認

① **記録**
看護記録等はあるか（処置に係る実施記録）
＊医師による指示書が必要。

↓ はい

② **評価時間帯**
当日の0時から24時までの評価か

→ いいえ → いいえ → 「なし」

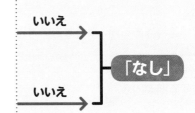

↓ はい

Step 2

実施した状況による評価

① **実施場所**
当該病棟での実施か

↓ はい

② **実施者**
当該病棟所属の看護職員（看護師，准看護師）による実施か

→ いいえ → いいえ → 「なし」

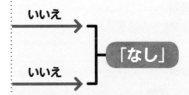

↓ はい

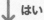

Step 3

実施した内容による評価

「評価の手引き」にある定義・留意点のとおりに実施したか
→無菌治療室での治療。
＊無菌治療室とは，室内を無菌の状態に保つために十分な体制が整備されている必要がある。
＊当該保険医療機関において自家発電装置を有している。
＊滅菌水の供給が常時可能である。
＊個室である。
＊室内の空気清浄度が，患者に対し無菌治療室管理を行っている際に，常時ISOクラス7以上（クラス1からクラス7まで）である。
＊入室した日および退室した日は評価の対象とする。

いいえ → 「なし」

はい → 「あり」

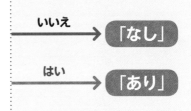

メモ欄

A-15-I 救急搬送後の入院（5日間）

> **項目の定義**　救急搬送後の入院は，救急用の自動車（市町村または都道府県の救急業務を行うための救急隊の救急自動車に限る）または，救急医療用ヘリコプターにより当該医療機関に搬送され，入院した場合に評価する項目である。

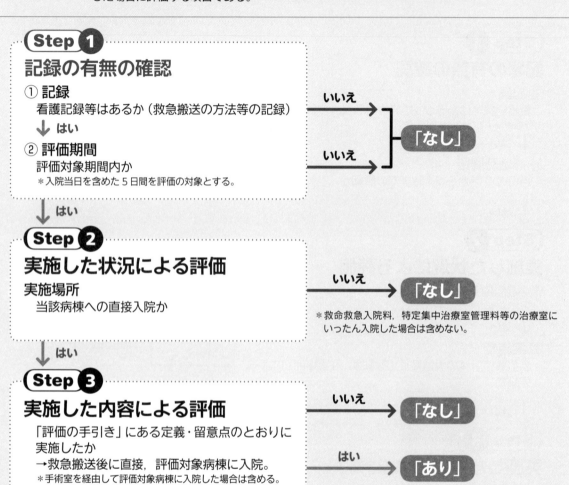

Step 1

記録の有無の確認

① 記録
　看護記録等はあるか（救急搬送の方法等の記録）
　↓ はい
　いいえ →

② 評価期間
　評価対象期間内か
　＊入院当日を含めた5日間を評価の対象とする。
　いいえ →

「なし」

↓ はい

Step 2

実施した状況による評価

実施場所
　当該病棟への直接入院か

いいえ → 「なし」

＊救命救急入院料，特定集中治療室管理料等の治療室にいったん入院した場合は含めない。

↓ はい

Step 3

実施した内容による評価

「評価の手引き」にある定義・留意点のとおりに実施したか
→救急搬送後に直接，評価対象病棟に入院。
＊手術室を経由して評価対象病棟に入院した場合は含める。

いいえ → 「なし」

はい → 「あり」

メ モ 欄

A-15- Ⅱ　緊急に入院を必要とする状態（5日間）

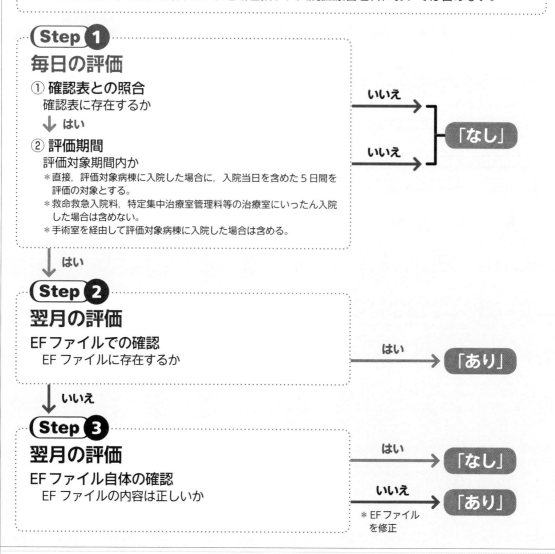

Step 0

事前準備

あらかじめ当該レセプト電算処理システム用コードを整理し，コード一覧と照合

DPC調査のEFファイルに記載されているレセプト電算処理システム用コードに対して，厚生労働省が示しているコード一覧に照らし合わせて該当しているかを判断。

＊本項目に該当するコードは，次頁の表のとおり。
＊看護職員がコード一覧に存在するか，日々の判断ができるよう，**確認表**を準備しておく。
＊地域包括ケア病棟入院料および地域包括ケア入院医療管理料においては含めない。

Step 1

毎日の評価

① 確認表との照合
　確認表に存在するか
　　↓ はい
② 評価期間
　評価対象期間内か
　＊直接，評価対象病棟に入院した場合に，入院当日を含めた5日間を評価の対象とする。
　＊救命救急入院料，特定集中治療室管理料等の治療室にいったん入院した場合は含めない。
　＊手術室を経由して評価対象病棟に入院した場合は含める。

いいえ →　「なし」
いいえ →　「なし」

↓ はい

Step 2

翌月の評価

EFファイルでの確認
　EFファイルに存在するか

はい →　「あり」

↓ いいえ

Step 3

翌月の評価

EFファイル自体の確認
　EFファイルの内容は正しいか

はい →　「なし」
いいえ →　「あり」
＊EFファイルを修正

● A-15-Ⅱ レセプト電算処理システム用コード一覧

コード	名称	コード	名称
190171910	救急医療管理加算1	113013810	夜間休日救急搬送医学管理料
190172010	救急医療管理加算2		

メ モ 欄

A項目・B項目・C項目
評価のフローチャート

B項目評価の
フローチャート

B項目一覧
（「患者の状況等」に関する項目）

★ 各項目のフローチャートは，令和2年3月5日保医発0305第2号別添6（別紙7，17，18）
　の内容から作成されています。

●B項目評価のフローチャート（介助型）

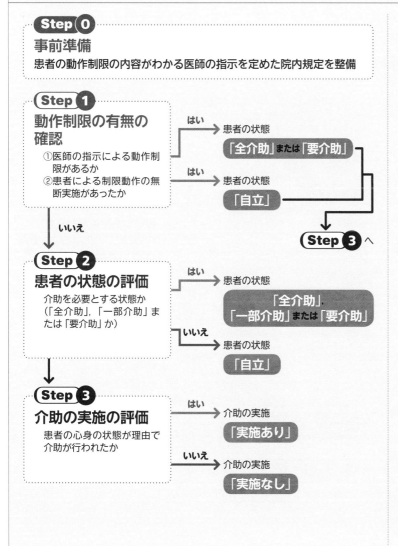

1. 義手・義足・コルセット等の装具を使用している場合には，装具を装着した後の状態に基づいて評価を行います。

2. 評価時間帯のうちに状態が変わり，異なる状態の記録が存在する場合には，自立度の低い方の状態をもとに評価を行います。

3. 当該動作が制限されていない場合には，可能であれば動作を促し，観察した結果をもとに「患者の状態」を評価します。動作の確認をできなかった場合には，通常，介助が必要な状態であっても「自立」とします。

4. 医師の指示によって，当該動作が制限されていることが明確である場合には，各選択肢の留意点を参考に評価します。この場合，医師の指示に係る記録が必要です。ただし，動作が禁止されているにもかかわらず，患者が無断で当該動作を行ってしまった場合には「自立」とします。

5. 「移乗」「口腔清潔」「食事摂取」「衣服の着脱」（以下，介助型）については，「患者の状態」と「介助の実施」とを乗じた点数とします。

メ モ 欄

●B項目評価のフローチャート（その他）

Step 0
事前準備
患者の動作制限の内容がわかる医師の指示を定めた院内規定を整備
＊動作制限について確認が必要な項目は，「寝返り」のみ。

Step 1
動作制限の有無の確認
＊「寝返り」のみ。
①医師の指示による動作制限があるか
②患者による制限動作の無断実施があったか

→ はい → 「できない」

→ はい → 「できる」
＊心身の状態などを理由に介助した場合は「できない」。

↓ いいえ

Step 2
患者の状態の評価
1人ででき，問題がないか，介助も受けていないか
＊（「寝返り」は，可能であれば動作を促して）観察した結果をもとに評価。

→ はい → 「できる」，「はい」「ない」

↓ いいえ

Step 3
有事象の状態の評価
評価対象範囲の確認

→ 全部・期間内 → 「できない」，「いいえ」「ある」

→ 一部 → 「何かにつかまればできる」

〈B項目（その他）共通事項〉

1. 義手・義足・コルセット等の装具を使用している場合には，装具を装着した後の状態に基づいて評価を行います。

2. 評価時間帯のうちに状態が変わり，異なる状態の記録が存在する場合には，自立度の低い方の状態をもとに評価を行います。

3. 当該動作が制限されていない場合には，可能であれば動作を促し，観察した結果をもとに「患者の状態」を評価します。動作の確認をできなかった場合には，通常，介助が必要な状態であっても「できる」とします。

4. 医師の指示によって，当該動作が制限されていることが明確である場合には，各選択肢の留意点を参考に評価します。この場合，医師の指示に係る記録が必要です。ただし，動作が禁止されているにもかかわらず，患者が無断で当該動作を行ってしまった場合には「できる」とします。

B-1 寝返り

項目の定義 寝返りが自分1人でできるかどうか，あるいはベッド柵，ひも，バー，サイドレール等の何かにつかまればできるかどうかを評価する項目である。ここでいう『寝返り』とは，仰臥位から（左右どちらかの）側臥位になる動作である。

Step 0
事前準備
患者の動作制限の内容がわかる医師の指示を定めた院内規定を整備

Step 1
動作制限の有無の確認
①医師の指示による動作制限があるか

→ **はい** → 「できない」

②患者による制限動作の無断実施があったか

→ **はい** → 「できる」

＊心身の状態などを理由に介助した場合は「できない」。

↓ **いいえ**

Step 2
患者の状態の評価
1人ででき，問題がないか，介助も受けていないか

＊（可能であれば動作を促して）観察した結果をもとに評価。

→ **はい** → 「できる」

● 何にもつかまらず，寝返り（片側だけでよい）が1人でできる。

↓ **いいえ**

Step 3
有事象の状態の評価
評価対象範囲の確認

→ **全部** → 「できない」

● 寝返りに何らかの介助が必要（介助なしでは1人で寝返りができないなど）。
● 介助を看護職員等が行っている（寝返りの際に，ベッド柵に患者の手をつかまらせるなど）。

→ **一部** → 「何かにつかまればできる」

● 何かにつかまれば1人で寝返りができる（ベッド柵，ひも，バー，サイドレール等）。
● 看護職員等が事前に環境を整えておくことによって1人で寝返りができる。

● B-1 評価とケアの根拠としての疑問

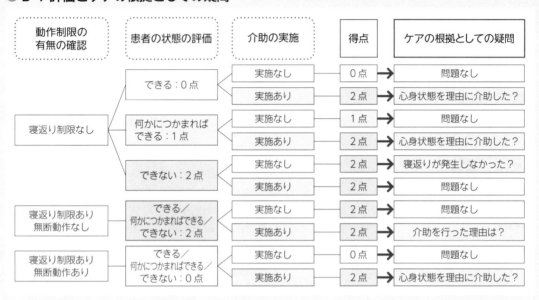

動作制限の有無の確認	患者の状態の評価	介助の実施	得点	ケアの根拠としての疑問
寝返り制限なし	できる：0点	実施なし	0点 →	問題なし
		実施あり	2点 →	心身状態を理由に介助した？
	何かにつかまればできる：1点	実施なし	1点 →	問題なし
		実施あり	2点 →	心身状態を理由に介助した？
	できない：2点	実施なし	2点 →	寝返りが発生しなかった？
		実施あり	2点 →	問題なし
寝返り制限あり無断動作なし	できる／何かにつかまればできる／できない：2点	実施なし	2点 →	問題なし
		実施あり	2点 →	介助を行った理由は？
寝返り制限あり無断動作あり	できる／何かにつかまればできる／できない：0点	実施なし	0点 →	問題なし
		実施あり	2点 →	心身状態を理由に介助した？

メ モ 欄

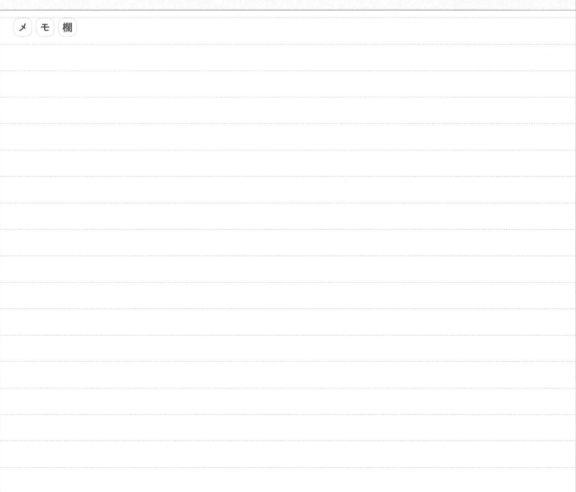

B-2 移乗

項目の定義 移乗時の介助の必要の有無と介助の実施状況を評価する項目である。ここでいう『移乗』とは，「ベッドから車椅子へ」「ベッドからストレッチャーへ」「車椅子からポータブルトイレへ」等，乗り移ることである。

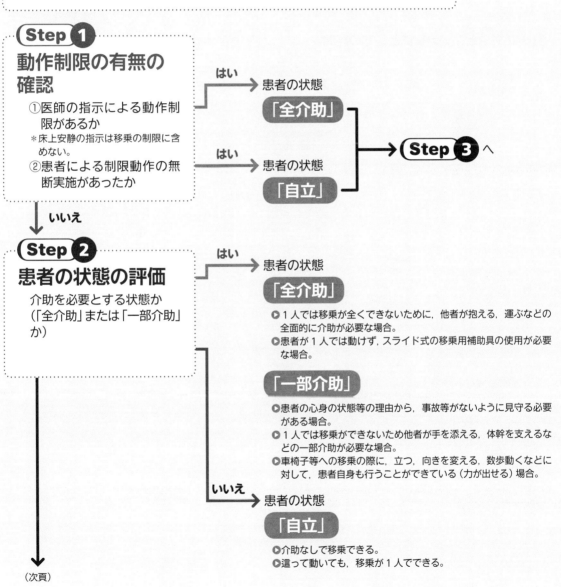

Step 0
事前準備
患者の動作制限の内容がわかる医師の指示を定めた院内規定を整備

Step 1
動作制限の有無の確認
①医師の指示による動作制限があるか
＊床上安静の指示は移乗の制限に含めない。
②患者による制限動作の無断実施があったか

はい → 患者の状態
「全介助」

はい → 患者の状態
「自立」

→ **Step 3** へ

いいえ

Step 2
患者の状態の評価
介助を必要とする状態か（「全介助」または「一部介助」か）

はい → 患者の状態

「全介助」
- 1人では移乗が全くできないために，他者が抱える，運ぶなどの全面的に介助が必要な場合。
- 患者が1人では動けず，スライド式の移乗用補助具の使用が必要な場合。

「一部介助」
- 患者の心身の状態等の理由から，事故等がないように見守る必要がある場合。
- 1人では移乗ができないため他者が手を添える，体幹を支えるなどの一部介助が必要な場合。
- 車椅子等への移乗の際に，立つ，向きを変える，数歩動くなどに対して，患者自身も行うことができている（力が出せる）場合。

いいえ → 患者の状態

「自立」
- 介助なしで移乗できる。
- 這って動いても，移乗が1人でできる。

（次頁）

Step ❸

介助の実施の評価

患者の心身の状態が理由で
介助が行われたか
＊「乗ることのできる何か」から「乗
ることのできる何か」へ歩行を介
さず直接的に乗り移る行為を評価
する。

はい ➡ 介助の実施

「実施あり」

いいえ ➡ 介助の実施

「実施なし」

● B-2 評価とケアの根拠としての疑問

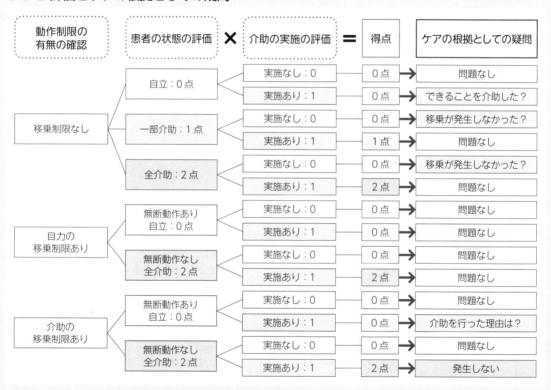

動作制限の 有無の確認	患者の状態の評価	✕ 介助の実施の評価	＝ 得点	ケアの根拠としての疑問
移乗制限なし	自立：0点	実施なし：0	0点	問題なし
		実施あり：1	0点	できることを介助した？
	一部介助：1点	実施なし：0	0点	移乗が発生しなかった？
		実施あり：1	1点	問題なし
	全介助：2点	実施なし：0	0点	移乗が発生しなかった？
		実施あり：1	2点	問題なし
自力の 移乗制限あり	無断動作あり 自立：0点	実施なし：0	0点	問題なし
		実施あり：1	0点	問題なし
	無断動作なし 全介助：2点	実施なし：0	0点	問題なし
		実施あり：1	2点	問題なし
介助の 移乗制限あり	無断動作あり 自立：0点	実施なし：0	0点	問題なし
		実施あり：1	0点	介助を行った理由は？
	無断動作なし 全介助：2点	実施なし：0	0点	問題なし
		実施あり：1	2点	発生しない

メ モ 欄

B-3 口腔清潔

項目の定義 口腔内を清潔にするための一連の行為が1人でできるかどうか，1人でできない場合に看護職員等が見守りや介助を実施したかどうかを評価する項目である。一連の行為とは，歯ブラシやうがい用の水等を用意する，歯磨き粉を歯ブラシにつける等の準備，歯磨き中の見守りや指示，磨き残しの確認等も含む。口腔清潔に際して，車椅子に移乗する，洗面所まで移動する等の行為は，口腔清潔に関する一連の行為には含まれない。

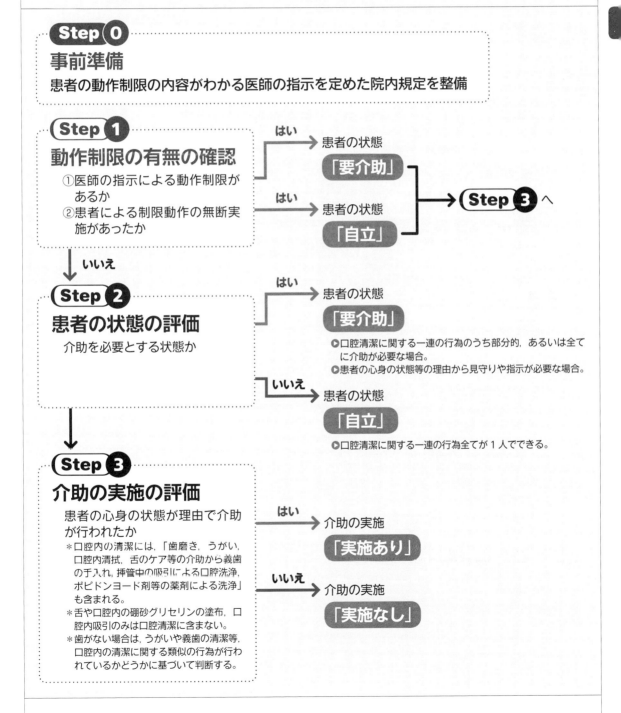

Step 0
事前準備
患者の動作制限の内容がわかる医師の指示を定めた院内規定を整備

Step 1
動作制限の有無の確認
①医師の指示による動作制限があるか
②患者による制限動作の無断実施があったか

はい → 患者の状態 「要介助」
はい → 患者の状態 「自立」
→ Step 3 へ

いいえ

Step 2
患者の状態の評価
介助を必要とする状態か

はい → 患者の状態 「要介助」
- 口腔清潔に関する一連の行為のうち部分的，あるいは全てに介助が必要な場合。
- 患者の心身の状態等の理由から見守りや指示が必要な場合。

いいえ → 患者の状態 「自立」
- 口腔清潔に関する一連の行為全てが1人でできる。

Step 3
介助の実施の評価
患者の心身の状態が理由で介助が行われたか
＊口腔内の清潔には，「歯磨き，うがい，口腔内清拭，舌のケア等の介助から義歯の手入れ，挿管中の吸引による口腔洗浄，ポビドンヨード剤等の薬剤による洗浄」も含まれる。
＊舌や口腔内の硼砂グリセリンの塗布，口腔内吸引のみは口腔清潔に含まない。
＊歯がない場合は，うがいや義歯の清潔等，口腔内の清潔に関する類似の行為が行われているかどうかに基づいて判断する。

はい → 介助の実施 「実施あり」
いいえ → 介助の実施 「実施なし」

● B-3 評価とケアの根拠としての疑問

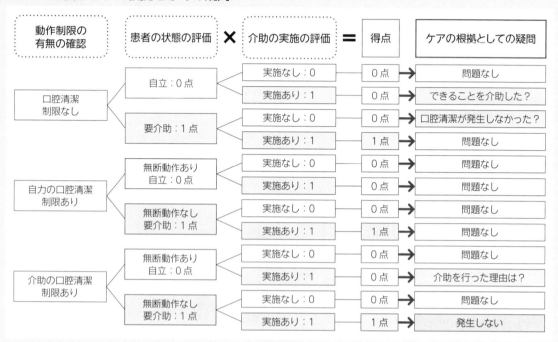

メ モ 欄

B-4 食事摂取

項目の定義 食事介助の必要の有無と，介助の実施状況を評価する項目である。ここでいう食事摂取とは，経口栄養，経管栄養を含み，朝食，昼食，夕食，補食等，個々の食事単位で評価を行う。中心静脈栄養は含まれない。食事摂取の介助は，患者が食事を摂るための介助，患者に応じた食事環境を整える食卓上の介助をいう。厨房での調理，配膳，後片付け，食べこぼしの掃除，車椅子への移乗の介助，エプロンをかける等は含まれない。

（留意点）食事の種類は問わず，一般（普通）食，プリン等の経口訓練食，水分補給食，経管栄養すべてをさし，摂取量は問わない。服薬による飲水は水分補給食とはならない。

Step 0
事前準備
患者の動作制限の内容がわかる医師の指示を定めた院内規定を整備

Step 1
動作制限の有無の確認
①医師の指示による動作制限があるか（食止め，絶食）
②患者による制限動作の無断実施があったか

はい → 患者の状態 「全介助」

はい → 患者の状態 「自立」

→ Step 3 へ

いいえ ↓

Step 2
患者の状態の評価
介助を必要とする状態か（「全介助」または「一部介助」か）

はい → 患者の状態 「全介助」
- 1人では全く食べることができず全面的に介助が必要な場合。
- 食事開始から終了までに全てに介助を要する場合。
- 経管栄養の場合で全面的に看護職員等が行う必要がある場合。

「一部介助」
- 必要に応じて，食事摂取の行為の一部に介助が必要な場合。
- 食卓で食べやすいように配慮する行為（小さく切る，ほぐす，皮をむく，魚の骨をとる，蓋をはずすなど）が必要な場合。
- 患者の心身の状態等の理由から見守りや指示が必要な場合。
- 看護職員等が，パンの袋切り，食事の温め，果物の皮むき，卵の殻むきなどを行う必要がある場合。
- 経管栄養の場合で部分的に看護職員等が介助する必要がある場合。

いいえ → 患者の状態 「自立」
- 介助・見守りなしに1人で食事が摂取できる。
- ＊箸やスプーンのほかに，自助具等を使用する場合も含む。
- 経管栄養の場合で患者が自立して1人で行うことができる場合。

（次頁）

Step ❸
介助の実施の評価

患者の心身の状態が理由で
介助が行われたか
＊家族が行った行為，食欲の観察は
　含めない。
＊経口栄養と経管栄養のいずれも
　行っている場合は，「自立度の低
　い方」で評価。
＊訓練であっても評価の対象である
　が，食物等を全く摂取しない場合
　は，評価の対象には含めない。

はい → 介助の実施
「実施あり」

いいえ → 介助の実施
「実施なし」

＊セッティングしても患者が食事摂取を拒否した場合は「実施なし」。

● B-4 評価とケアの根拠としての疑問

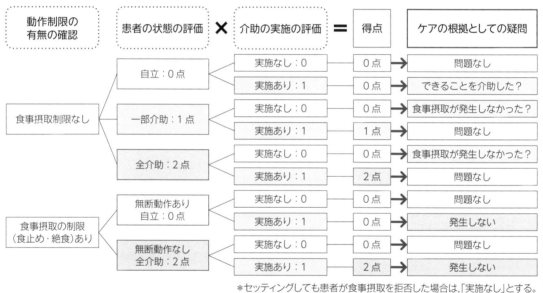

＊セッティングしても患者が食事摂取を拒否した場合は，「実施なし」とする。

メ　モ　欄

B-5 衣服の着脱

項目の定義 衣服の着脱について，介助の必要の有無と，介助の実施状況を評価する項目である。衣服とは，患者が日常生活上必要とし着用しているものをいう。パジャマの上衣，ズボン，寝衣，パンツ，オムツ等を含む。

（留意点）衣服の着脱に要する時間の長さは判断には関係しない。また，通常は自分1人で衣服の着脱をしているが，点滴が入っているために介助を要している場合は，その介助の状況で評価する。靴や帽子は，衣服の着脱の評価に含めない。

Step 0
事前準備
患者の動作制限の内容がわかる医師の指示を定めた院内規定を整備

Step 1
動作制限の有無の確認
①医師の指示による動作制限があるか
②患者による制限動作の無断実施があったか

はい → 患者の状態 「全介助」
はい → 患者の状態 「自立」

→ Step 3 へ

いいえ

Step 2
患者の状態の評価
介助を必要とする状態か（「全介助」または「一部介助」か）

はい → 患者の状態

「全介助」
- 衣服の着脱の行為全てに介助が必要な場合。
- 患者自身が，介助を容易にするために腕を上げる，足を上げる，腰を上げるなどの行為を行うことができても，着脱行為そのものを患者が行うことができず，看護職員等が全て介助する必要がある場合。

「一部介助」
- 衣服の着脱に一部介助が必要な場合。
- 途中までは自分で行っているが，最後に看護職員等がズボン・パンツ等を上げる必要がある場合など。
- 看護職員等が手を出して介助する必要はないが，患者の心身の状態等の理由から転倒の防止等のために，見守りや指示を行う必要がある場合など。

いいえ → 患者の状態

「自立」
- 介助なしに1人で衣服を着たり脱いだりすることができる。
＊自助具等を使って行うことができる場合も含む。

（次頁）

[B項目]

Step 3
介助の実施の評価
患者の心身の状態が理由で
介助が行われたか

はい ➡ 介助の実施 「実施あり」

いいえ ➡ 介助の実施 「実施なし」

● B-5 評価とケアの根拠としての疑問

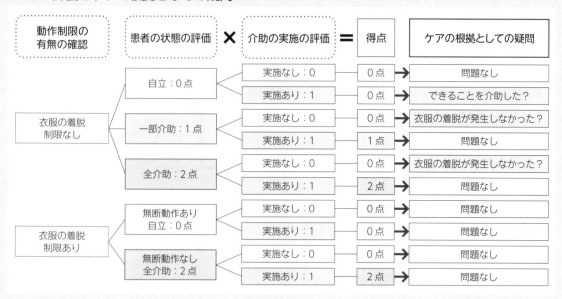

動作制限の有無の確認	患者の状態の評価	× 介助の実施の評価	＝ 得点	ケアの根拠としての疑問
衣服の着脱制限なし	自立：0点	実施なし：0	0点 →	問題なし
		実施あり：1	0点 →	できることを介助した？
	一部介助：1点	実施なし：0	0点 →	衣服の着脱が発生しなかった？
		実施あり：1	1点 →	問題なし
	全介助：2点	実施なし：0	0点 →	衣服の着脱が発生しなかった？
		実施あり：1	2点 →	問題なし
衣服の着脱制限あり	無断動作あり自立：0点	実施なし：0	0点 →	問題なし
		実施あり：1	0点 →	問題なし
	無断動作なし全介助：2点	実施なし：0	0点 →	問題なし
		実施あり：1	2点 →	問題なし

メモ欄

B-6 診療・療養上の指示が通じる

（項目の定義） 指示内容や背景疾患は問わず，診療・療養上の指示に対して，指示通りに実行できるかどうかを評価する項目である。

（留意点）精神科領域・意識障害等の有無等，背景疾患は問わない。指示の内容は問わないが，あくまでも診療・療養上で必要な指示であり，評価当日の指示であること，およびその指示が適切に行われた状態で評価することを前提とする。

Step 1

動作制限の有無の確認

＊動作制限の想定なし。

↓

Step 2

患者の状態の評価

1人ででき，問題がないか，介助も受けていないか

→ はい → **「はい」**

▷診療・療養上の指示に対して，指示通りの行動が常に行われている。

↓ いいえ

Step 3

有事象の状態の評価

・指示内容は診療・療養上で必要な指示であったか
・その指示が適切に行われたか

→ はい → **「いいえ」**

▷診療・療養上の指示に対して，指示通りでない行動が1回でも見られた場合。
▷医師や看護職員等の話を理解したように見えても，意識障害等により指示を理解できない場合や，自分なりの解釈を行って結果的に診療・療養上の指示から外れた行動をした場合。

メ モ 欄

B-7 危険行動

項目の定義 患者の危険行動の有無を評価する項目である。ここでいう「危険行動」は，「治療・検査中の チューブ類・点滴ルート等の自己抜去，転倒・転落，自傷行為」の発生または「そのまま放置す れば危険行動に至ると判断する行動」（以下，危険行動等）を過去1週間以内の評価対象期間に 看護職員等が確認した場合をいう。

Step 1

動作制限の有無の確認

＊動作制限の想定なし。

↓

Step 2

患者の状態の評価

対策がもたれた上で，危険行動等 が発生していたか

――はい――→ 「ない」

＊認知症や背景疾患・原因等の有無，行動の持続時間等の 程度を判断基準としない。
＊病室での喫煙や大声を出す・暴力を振るうなどの，い わゆる迷惑行為は，含めない。

↓ いいえ

Step 3

有事象の状態の評価

評価対象期間内か
＊過去1週間以内に，対策がもたれた上 で，危険行動等が発生した場合に評価の 対象に含める。
＊評価当日に，当該医療機関，当該病棟に おいて，当該患者に対して，当該危険行 動等の対策がもたれていることが前提。

――期間内――→ 「ある」

メ モ 欄

A項目・B項目・C項目
評価のフローチャート

C項目評価の
フローチャート

C項目一覧

（「手術等の医学的状況」に関する項目）

C-**1**. 開頭手術（13日間）

C-**2**. 開胸手術（12日間）

C-**3**. 開腹手術（7日間）

C-**4**. 骨の手術（11日間）

C-**5**. 胸腔鏡・腹腔鏡手術（5日間）

C-**6**. 全身麻酔・脊椎麻酔の手術（5日間）

C-**7**-①. 救命等に係る内科的治療（5日間）　経皮的血管内治療

C-**7**-②. 救命等に係る内科的治療（5日間）　経皮的心筋焼灼術等の治療

C-**7**-③. 救命等に係る内科的治療（5日間）　侵襲的な消化器治療

C-**8**. 別に定める検査（2日間）

C-**9**. 別に定める手術（6日間）

★ 各項目のフローチャートは，令和2年3月5日保医発0305第2号別添6（別紙7，17，18）
　の内容から作成されています。

●C項目評価のフローチャート（コード型）

Step 0
事前準備
あらかじめ当該手術室などで行う手術等を整理し，コード一覧と照合
DPC調査のEFファイルに記載されているレセプト電算処理システム用コードに対して，厚生労働省が示しているコード一覧に照らし合わせて該当しているかを判断。
＊看護職員がコード一覧に存在する手術等の実施があったか，日々の判断ができるよう，**確認表を準備しておく**。また，評価対象期間において，病棟に伝わるしくみを構築する。

Step 1
毎日の評価
① 確認表との照合
　実施した手術等は確認表に存在するか　→ **いいえ**
　↓ はい
② 評価期間
　当該手術等の評価対象期間内か　→ **いいえ**

→ 「なし」

↓ はい

Step 2
翌月の評価
EFファイルでの確認
　EFファイルに存在するか　→ **はい** → 「あり」

↓ いいえ

Step 3
翌月の評価
EFファイル自体の確認
　EFファイルの内容は正しいか　→ **はい** → 「なし」
　→ **いいえ** → 「あり」
　＊EFファイルを修正

〈C項目共通事項〉

1. コード一覧に掲載されているコードについて，評価日における入力の有無および当該コードに係る手術等の実施当日からの日数によって判断します。

2. 各選択肢の判断基準に示された手術等の実施当日からの日数は，実施当日を含む日数です。

メモ欄

C-1 開頭手術（13日間）

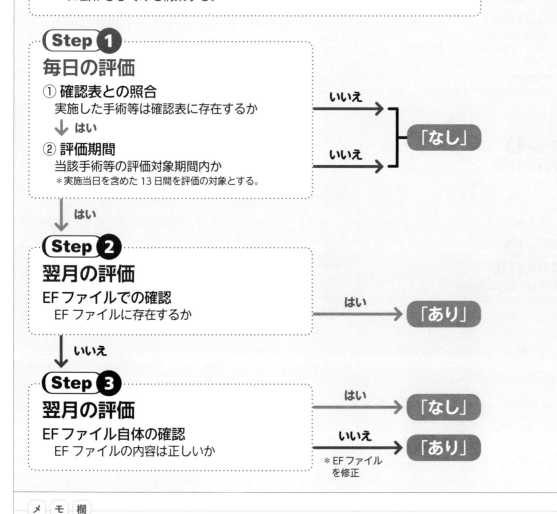

Step 0
事前準備
あらかじめ当該手術室などで行う手術等を整理し，コード一覧と照合

DPC調査のEFファイルに記載されているレセプト電算処理システム用コードに対して，厚生労働省が示しているコード一覧に照らし合わせて該当しているかを判断。

＊本項目に該当するコードは，次頁の表のとおり。

＊看護職員がコード一覧に存在する手術等の実施があったか，日々の判断ができるよう，確認表を準備しておく。また，評価対象期間において，病棟に伝わるしくみを構築する。

Step 1
毎日の評価
① 確認表との照合
　実施した手術等は確認表に存在するか
　↓ はい
② 評価期間
　当該手術等の評価対象期間内か
　＊実施当日を含めた13日間を評価の対象とする。

いいえ →
いいえ → 「なし」

はい

Step 2
翌月の評価
EFファイルでの確認
　EFファイルに存在するか

はい → 「あり」

いいえ

Step 3
翌月の評価
EFファイル自体の確認
　EFファイルの内容は正しいか

はい → 「なし」
いいえ → 「あり」
＊EFファイルを修正

メモ欄

● C-1 レセプト電算処理システム用コード一覧

コード	名称	コード	名称
150067010	頭蓋開溝術	150284510	頭蓋内腫瘍摘出術（その他）
150067210	試験開頭術	150372470	脳腫瘍覚醒下マッピング加算
150335610	減圧開頭術（キアリ奇形，脊髄空洞症）	150370470	原発性悪性脳腫瘍光線力学療法加算
150067410	減圧開頭術（その他）	150412010	脳動静脈奇形摘出術（単純）
150397510	後頭蓋窩減圧術	150412110	脳動静脈奇形摘出術（複雑）
150067510	脳膿瘍排膿術	150071310	脳・脳膜脱手術
150291010	広範囲頭蓋底腫瘍切除・再建術	150243410	脳動脈瘤被包術（1箇所）
150068010	機能的定位脳手術（片側）	150243510	脳動脈瘤被包術（2箇所以上）
150314910	機能的定位脳手術（両側）	150243610	脳動脈瘤流入血管クリッピング（開頭）（1箇所）
150291110	顕微鏡使用によるてんかん手術（焦点切除術）	150243710	脳動脈瘤流入血管クリッピング（開頭）（2箇所以上）
150291210	顕微鏡使用によるてんかん手術（側頭葉切除術）	150243810	脳動脈瘤頸部クリッピング（1箇所）
150291310	顕微鏡使用によるてんかん手術（脳梁離断術）	150243910	脳動脈瘤頸部クリッピング（2箇所以上）
150068310	脳切截術（開頭）	150344370	ローフローバイパス術併用加算
150068910	脳神経手術（開頭）	150397670	ハイフローバイパス術併用加算
150069050	頭蓋内微小血管減圧術	150072010	髄液漏閉鎖術
150069110	頭蓋骨腫瘍摘出術	150072210	頭蓋骨形成手術（硬膜形成を伴う）
150069210	頭皮，頭蓋骨悪性腫瘍手術	150335810	頭蓋骨形成手術（骨移動を伴う）
150069410	頭蓋骨膜下血腫摘出術	150067710	耳性頭蓋内合併症手術
150069510	頭蓋内血腫除去術（開頭）（硬膜外）	150067850	耳科的硬脳膜外膿瘍切開術
150069610	頭蓋内血腫除去術（開頭）（硬膜下）	150068410	延髄における脊髄視床路切截術
150069710	頭蓋内血腫除去術（開頭）（脳内）	150068510	三叉神経節後線維切截術
150069850	脳血管塞栓摘出術	150068610	視神経管開放術
150069950	脳血管血栓摘出術	150068710	顔面神経減圧手術（乳様突起経由）
150070010	脳内異物摘出術	150068850	顔面神経管開放術
150070110	脳膿瘍全摘術	150150310	動脈形成術，吻合術（頭蓋内動脈）
150070210	頭蓋内腫瘤摘出術	150299250	脳新生血管造成術
150070310	脳切除術	150152510	血管移植術，バイパス移植術（頭，頸部動脈）
150070510	頭蓋内腫瘍摘出術（松果体部腫瘍）		

メ モ 欄

125

C-2 開胸手術(12日間)

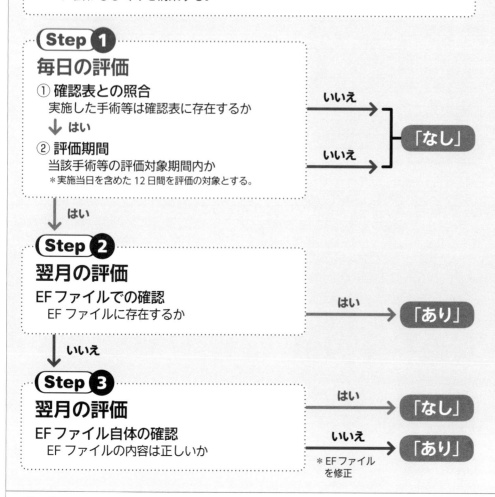

Step 0

事前準備

あらかじめ当該手術室などで行う手術等を整理し, コード一覧と照合

DPC調査のEFファイルに記載されているレセプト電算処理システム用コードに対して, 厚生労働省が示しているコード一覧に照らし合わせて該当しているかを判断。

*本項目に該当するコードは, 次頁からの表のとおり。

*看護職員がコード一覧に存在する手術等の実施があったか, 日々の判断ができるよう, **確認表を準備しておく**。また, 評価対象期間において, 病棟に伝わるしくみを構築する。

Step 1

毎日の評価

① 確認表との照合
　実施した手術等は確認表に存在するか　→ いいえ

↓ はい

② 評価期間
　当該手術等の評価対象期間内か　→ いいえ
　*実施当日を含めた12日間を評価の対象とする。

いいえ → 「なし」

↓ はい

Step 2

翌月の評価

EFファイルでの確認
　EFファイルに存在するか　→ はい → 「あり」

↓ いいえ

Step 3

翌月の評価

EFファイル自体の確認
　EFファイルの内容は正しいか
　→ はい → 「なし」
　→ いいえ → 「あり」
　*EFファイルを修正

メモ欄

● C-2レセプト電算処理システム用コード一覧

コード	名称	コード	名称
150123810	胸壁悪性腫瘍摘出術（胸壁形成手術を併施）	150336610	生体部分肺移植術
150123910	胸壁悪性腫瘍摘出術（その他）	150336710	生体部分肺移植術（提供者の療養上の費用）加算
150124150	胸骨悪性腫瘍摘出術（胸壁形成手術を併施）	150131210	肺剥皮術
150124250	胸骨悪性腫瘍摘出術（その他）	150131310	気管支瘻閉鎖術
150124410	胸壁瘻手術	150131610	肺縫縮術
150124510	漏斗胸手術（胸骨挙上法）	150131710	気管支形成手術（楔状切除術）
150124610	漏斗胸手術（胸骨翻転法）	150131810	気管支形成手術（輪状切除術）
150124710	試験開胸術	150253410	先天性気管狭窄症手術
150127350	試験的開胸開腹術	150132210	食道縫合術（穿孔，損傷）（開胸手術）
150125910	胸腔内（胸膜内）血腫除去術	150132410	食道周囲膿瘍切開誘導術（開胸手術）
150126610	醸膿胸膜，胸膜胼胝切除術（1肺葉に相当する範囲以内）	150132510	食道周囲膿瘍切開誘導術（胸骨切開）
150126710	醸膿胸膜，胸膜胼胝切除術（1肺葉に相当する範囲を超える）	150132610	食道周囲膿瘍切開誘導術（その他（頸部手術を含む））
150316810	胸膜外肺剥皮術（1肺葉に相当する範囲以内）	150346310	食道空置バイパス作成術
150316910	胸膜外肺剥皮術（1肺葉に相当する範囲を超える）	150133110	食道異物摘出術（開胸手術）
150127210	膿胸腔有茎筋肉弁充填術	150133710	食道憩室切除術（開胸）
150357110	膿胸腔有茎大網充填術	150133810	食道切除再建術（頸部，胸部，腹部の操作）
150127510	胸郭形成手術（膿胸手術）（肋骨切除を主とする）	150133910	食道切除再建術（胸部，腹部の操作）
150127610	胸郭形成手術（膿胸手術）（胸膜胼胝切除を併施する）	150253610	食道腫瘍摘出術（開胸又は開腹手術）
150127810	胸郭形成手術（肺切除後遺残腔を含む）	150134110	食道悪性腫瘍手術（単に切除のみ）（頸部食道）
150128210	乳糜胸手術	150134210	食道悪性腫瘍手術（単に切除のみ）（胸部食道）
150260550	胸腔・腹腔シャントバルブ設置術	150135010	先天性食道閉鎖症根治手術
150128310	縦隔腫瘍，胸腺摘出術	150359010	先天性食道狭窄症根治手術
150292710	縦隔切開術（経胸腔）	150135110	食道悪性腫瘍手術（消化管再建手術併施）（頸部，胸部，腹部の操作）
150294710	縦隔切開術（経腹）		
150374110	拡大胸腺摘出術	150135210	食道悪性腫瘍手術（消化管再建手術併施）（胸部，腹部の操作）
150128510	縦隔郭清術		
150128610	縦隔悪性腫瘍手術（単純摘出）	150136610	横隔膜縫合術（経胸）
150357410	縦隔悪性腫瘍手術（広汎摘出）	150136810	横隔膜縫合術（経胸及び経腹）
150129010	肺膿瘍切開排膿術	150136950	横隔膜レラクサチオ手術（経胸）
150129310	気管支異物除去術（開胸手術）	150137150	横隔膜レラクサチオ手術（経胸及び経腹）
150374410	気管支瘻孔閉鎖術	150137210	胸腹裂孔ヘルニア手術（経胸）
150129710	肺切除術（楔状部分切除）	150137410	胸腹裂孔ヘルニア手術（経胸及び経腹）
150129810	肺切除術（区域切除（1肺葉に満たない））	150137910	食道裂孔ヘルニア手術（経胸）
150129910	肺切除術（肺葉切除）	150138110	食道裂孔ヘルニア手術（経胸及び経腹）
150130010	肺切除術（複合切除（1肺葉を超える））	150138210	心膜縫合術
150130110	肺切除術（1側肺全摘）	150138310	心筋縫合止血術（外傷性）
150317110	肺切除術（気管支形成を伴う肺切除）	150138410	心膜切開術
150357810	肺悪性腫瘍手術（部分切除）	150138510	心膜嚢胞，心膜腫瘍切除術
150357910	肺悪性腫瘍手術（区域切除）	150138710	収縮性心膜炎手術
150358010	肺悪性腫瘍手術（肺葉切除又は1肺葉を超える）	150140510	試験開心術
150358110	肺悪性腫瘍手術（肺全摘）	150140610	心腔内異物除去術
150358210	肺悪性腫瘍手術（隣接臓器合併切除を伴う肺切除）	150140710	心房内血栓除去術
150358310	肺悪性腫瘍手術（気管支形成を伴う肺切除）	150140810	心腫瘍摘出術（単独）
150358410	肺悪性腫瘍手術（気管分岐部切除を伴う肺切除術）	150318010	心腔内粘液腫摘出術（単独）
150358510	肺悪性腫瘍手術（気管分岐部再建を伴う肺切除術）	150317810	心腫瘍摘出術（冠動脈血行再建術（1吻合）を伴う）
150374510	肺悪性腫瘍手術（胸膜肺全摘）	150318110	心腔内粘液腫摘出術（冠動脈血行再建術（1吻合）を伴う）
150386610	肺悪性腫瘍手術（壁側・臓側胸膜全切除，横隔膜心膜合併切除を伴う）	150317910	心腫瘍摘出術（冠動脈血行再建術（2吻合以上））
		150318210	心腔内粘液腫摘出術（冠動脈血行再建術（2吻合以上））
150317510	同種死体肺移植術	150140010	開胸心臓マッサージ
150399270	両側肺移植加算（生体部分肺移植術）	150145710	冠動脈形成術（血栓内膜摘除）（1箇所）
150336510	移植用部分肺採取術（生体）	150145810	冠動脈形成術（血栓内膜摘除）（2箇所以上）
		150145910	冠動脈，大動脈バイパス移植術（1吻合）

コード	名称	コード	名称
150146010	冠動脈，大動脈バイパス移植術（2吻合以上）	150375870	心臓弁再置換術加算（大動脈瘤切除術（吻合又は移植含む））（1弁）
150302770	冠動脈形成術（血栓内膜摘除）併施加算	150375970	心臓弁再置換術加算（大動脈瘤切除術（吻合又は移植含む））（2弁）
150318410	冠動脈，大動脈バイパス移植術（人工心肺不使用）（1吻合）	150376070	心臓弁再置換術加算（大動脈瘤切除術（吻合又は移植含む））（3弁）
150318510	冠動脈，大動脈バイパス移植術（人工心肺不使用）（2吻合以上）	150381550	オープン型ステントグラフト内挿術（弓部）
150143010	心室瘤切除術（単独）	150381650	オープン型ステントグラフト内挿術（上行・弓部同時，弁置換・形成）
150143110	心室瘤切除術（冠動脈血行再建術（1吻合）を伴う）	150381750	オープン型ステントグラフト内挿術（上行・弓部同時，弁・基部置換）
150318610	心室瘤切除術（冠動脈血行再建術（2吻合以上）を伴う）		
150318710	左室形成術（単独）	150381850	オープン型ステントグラフト内挿術（上行・弓部同時，弁温存置換術）
150319010	心室中隔穿孔閉鎖術（単独）		
150319310	左室自由壁破裂修復術（単独）	150381950	オープン型ステントグラフト内挿術（上行・弓部同時，その他）
150318810	左室形成術（冠動脈血行再建術（1吻合）を伴う）		
150319110	心室中隔穿孔閉鎖術（冠動脈血行再建術（1吻合）を伴う）	150382050	オープン型ステントグラフト内挿術（下行）
150319410	左室自由壁破裂修復術（冠動脈血行再建術（1吻合）を伴う）	150151810	動脈管開存症手術（動脈管開存閉鎖術（直視下））
		150139110	肺動脈絞扼術
150318910	左室形成術（冠動脈血行再建術（2吻合以上）を伴う）	150319810	血管輪又は重複大動脈弓離断手術
150319210	心室中隔穿孔閉鎖術（冠動脈血行再建術（2吻合以上）を伴う）	150319910	巨大側副血管手術（肺内肺動脈統合術）
		150138810	体動脈肺動脈短絡手術（ブラロック手術，ウォーターストン手術）
150319510	左室自由壁破裂修復術（冠動脈血行再建術（2吻合以上）を伴う）		
		150151910	大動脈縮窄（離断）症手術（単独）
150141010	弁形成術（1弁）	150320010	大動脈縮窄（離断）症手術（心室中隔欠損症手術を伴う）
150279510	弁形成術（2弁）	150320110	大動脈縮窄（離断）症手術（複雑心奇形手術を伴う）
150279610	弁形成術（3弁）	150144110	大動脈肺動脈中隔欠損手術（単独）
150141410	弁置換術（1弁）	150320210	大動脈肺動脈中隔欠損手術（心内奇形手術を伴う）
150141610	弁置換術（2弁）	150320310	三尖弁手術（エプスタイン氏奇形，ウール氏病手術）
150141710	弁置換術（3弁）	150139410	肺動脈狭窄症手術（肺動脈弁切開術（単独））
150359470	心臓弁再置換術加算（弁置換術）	150320410	純型肺動脈弁閉鎖症手術（肺動脈弁切開術（単独））
150387210	経カテーテル大動脈弁置換術（経心尖大動脈弁置換術）	150142910	肺動脈狭窄症手術（右室流出路形成又は肺動脈形成を伴う）
150143610	大動脈弁狭窄直視下切開術		
150143710	大動脈弁上狭窄手術	150320510	純型肺動脈弁閉鎖症手術（右室流出路形成又は肺動脈形成を伴う）
150143810	大動脈弁下狭窄切除術（線維性，筋肥厚性を含む）		
150141510	弁輪拡大術を伴う大動脈弁置換術	150145110	肺静脈還流異常症手術（部分肺静脈還流異常）
150375570	心臓弁再置換術加算（弁輪拡大術を伴う大動脈弁置換術）（1弁）	150376210	肺静脈還流異常症手術（総肺静脈還流異常）（心臓型）
		150376310	肺静脈還流異常症手術（総肺静脈還流異常）（その他）
150375670	心臓弁再置換術加算（弁輪拡大術を伴う大動脈弁置換術）（2弁）	150144910	肺動脈形成術
		150142410	心房中隔欠損作成術（心房中隔欠損作成術）
150375770	心臓弁再置換術加算（弁輪拡大術を伴う大動脈弁置換術）（3弁）	150141810	心房中隔欠損閉鎖術（単独）
150319610	DKS吻合を伴う大動脈狭窄症手術	150141910	心房中隔欠損閉鎖術（肺動脈弁狭窄を合併する）
150292910	ロス手術（自己肺動脈弁組織による大動脈基部置換術）	150142050	三心房心手術
150139310	閉鎖式僧帽弁交連切開術	150142110	心室中隔欠損閉鎖術（単独）
150244910	大動脈瘤切除術（上行）（弁置換術又は形成術）	150142210	心室中隔欠損閉鎖術（肺動脈絞扼術後肺動脈形成を伴う）
150359510	大動脈瘤切除術（上行）（人工弁置換を伴う基部置換術）	150142310	心室中隔欠損閉鎖術（大動脈弁形成を伴う）
150359610	大動脈瘤切除術（上行）（自己弁温存型基部置換術）	150142810	心室中隔欠損閉鎖術（右室流出路形成を伴う）
150245010	大動脈瘤切除術（上行）（その他）	150144010	バルサルバ洞動脈瘤手術（単独）
150150010	大動脈瘤切除術（弓部）	150320710	バルサルバ洞動脈瘤手術（大動脈閉鎖不全症手術を伴う）
150359710	大動脈瘤切除術（上行・弓部同時）（弁置換術又は形成術）	150144550	右室二腔症手術
150359810	大動脈瘤切除術（上行・弓部同時）（人工弁置換を伴う基部置換術）	150147410	不完全型房室中隔欠損症手術（心房中隔欠損パッチ閉鎖術（単独））
		150147510	不完全型房室中隔欠損症手術（心房中隔欠損パッチ閉鎖及び弁形成術）
150359910	大動脈瘤切除術（上行・弓部同時）（自己弁温存型基部置換術）		
		150320810	完全型房室中隔欠損症手術（心房及び心室中隔欠損パッチ閉鎖術）
150275910	大動脈瘤切除術（上行・弓部同時）（その他）		
150150110	大動脈瘤切除術（下行）	150320910	完全型房室中隔欠損症手術（ファロー四徴症手術を伴う）
150264810	大動脈瘤切除術（胸腹部大動脈）		

コード	名称	コード	名称
150146510	ファロー四徴症手術（右室流出路形成術を伴う）	150322010	心室憩室切除術
150146610	ファロー四徴症手術（末梢肺動脈形成術を伴う）	150322110	心臓脱手術
150321010	肺動脈閉鎖症手術（単独）	150144310	肺動脈塞栓除去術
150321110	肺動脈閉鎖症手術（ラステリ手術を伴う）	150346610	肺動脈血栓内膜摘除術
150376470	人工血管等再置換術加算（肺動脈閉鎖症手術）	150144810	肺静脈血栓除去術
150321210	肺動脈閉鎖症手術（巨大側副血管術を伴う）	150253810	不整脈手術（副伝導路切断術）
150146910	両大血管右室起始症手術（単独）	150253910	不整脈手術（心室頻拍症手術）
150146810	両大血管右室起始症手術（右室流出路形成を伴う）	150275610	不整脈手術（メイズ手術）
150321310	両大血管右室起始症手術（タウシッヒ・ビング奇形手術）	150322310	移植用心採取術
150142510	大血管転位症手術（マスタード・セニング手術）	150322410	同種心移植術
150145310	大血管転位症手術（ジャテーン手術）	150322510	移植用心肺採取術
150139510	大血管転位症手術（心室中隔欠損閉鎖術を伴う）	150322610	同種心肺移植術
150147010	大血管転位症手術（ラステリ手術を伴う）	150387710	骨格筋由来細胞シート心表面移植術
150376570	人工血管等再置換術加算（大血管転位症手術）	150175810	肝膿瘍切開術（開胸）
150321410	修正大血管転位症手術（心室中隔欠損パッチ閉鎖術）	150107210	気管異物除去術（開胸手術）
150321510	修正大血管転位症手術（根治手術（ダブルスイッチ手術））	150109910	気管形成手術（管状気管，気管移植等）（開胸又は胸骨正中切開）
150376670	人工血管等再置換術加算（修正大血管転位症手術）		
150147310	総動脈幹症手術	150287750	肺縫縮術（肺気腫に対する正中切開）（楔状部分切除）
150321810	単心室症手術（両方向性グレン手術）	150147610	人工心肺（初日）
150141310	三尖弁閉鎖症手術（両方向性グレン手術）	150266110	補助人工心臓（初日）
150321910	単心室症手術（フォンタン手術）	150360110	植込型補助人工心臓（非拍動流型）（初日）
150376770	人工血管等再置換術加算（単心室症又は三尖弁閉鎖手術）	150148310	血管結紮術（開胸を伴う）
		150149010	動脈塞栓除去術（開胸を伴う）
150321610	三尖弁閉鎖症手術（フォンタン手術）	150150410	動脈形成術，吻合術（胸腔内動脈）（大動脈を除く）
150146710	単心室症手術（心室中隔造成術）	150152210	血管移植術，バイパス移植術（大動脈）
150321710	三尖弁閉鎖症手術（心室中隔造成術）	150152310	血管移植術，バイパス移植術（胸腔内動脈）
150293010	左心低形成症候群手術（ノルウッド手術）	150154610	胸管内頸静脈吻合術
150145510	冠動静脈瘻開胸的遮断術	150400510	肺静脈隔離術
150145410	冠動脈起始異常症手術		

メ モ 欄

129

C-3 開腹手術(7日間)

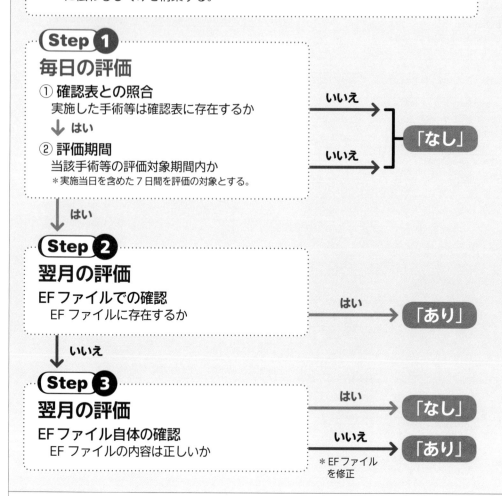

Step 0
事前準備
あらかじめ当該手術室などで行う手術等を整理し，コード一覧と照合

DPC調査のEFファイルに記載されているレセプト電算処理システム用コードに対して，厚生労働省が示しているコード一覧に照らし合わせて該当しているかを判断。

＊本項目に該当するコードは，次頁からの表のとおり。

＊看護職員がコード一覧に存在する手術等の実施があったか，日々の判断ができるよう，**確認表を準備しておく**。また，評価対象期間において，病棟に伝わるしくみを構築する。

Step 1
毎日の評価

① 確認表との照合
　実施した手術等は確認表に存在するか
　　↓ はい
② 評価期間
　当該手術等の評価対象期間内か
　＊実施当日を含めた7日間を評価の対象とする。

いいえ →
いいえ →
「なし」

↓ はい

Step 2
翌月の評価
EFファイルでの確認
　EFファイルに存在するか
　　はい → 「あり」

↓ いいえ

Step 3
翌月の評価
EFファイル自体の確認
　EFファイルの内容は正しいか

はい → 「なし」
いいえ → 「あり」
＊EFファイルを修正

メ モ 欄

● C-3 レセプト電算処理システム用コード一覧

コード	名称	コード	名称
150158010	腹壁瘻手術（腹腔に通ずる）	150170710	食道下部迷走神経選択的切除術（ドレナージを併施）
150158410	腹壁瘢痕ヘルニア手術	150170810	食道下部迷走神経選択的切除術（胃切除術を併施）
150158510	半月状線ヘルニア手術	150171210	胃冠状静脈結紮及び切除術
150158610	白線ヘルニア手術	150171310	胃腸吻合術（ブラウン吻合を含む）
150158810	臍ヘルニア手術	150171510	十二指腸空腸吻合術
150158910	臍帯ヘルニア手術	150171810	幽門形成術（粘膜外幽門筋切開術を含む）
150159010	鼠径ヘルニア手術	150171910	噴門形成術
150159110	大腿ヘルニア手術	150172010	胃横断術（静脈瘤手術）
150159210	腰ヘルニア手術	150172110	胆管切開術
150159310	閉鎖孔ヘルニア手術	150172210	胆嚢切開結石摘出術
150251110	坐骨ヘルニア手術	150296610	胆管切開結石摘出術（チューブ挿入を含む）（胆嚢摘出を含む）
150251210	会陰ヘルニア手術		
150159410	内ヘルニア手術	150172310	胆管切開結石摘出術（チューブ挿入を含む）（胆嚢摘出を含まない）
150160010	試験開腹術		
150347410	ダメージコントロール手術	150172410	胆嚢摘出術
150160110	限局性腹腔膿瘍手術（横隔膜下膿瘍）	150173110	胆管形成手術（胆管切除術を含む）
150160210	限局性腹腔膿瘍手術（ダグラス窩膿瘍）	150173210	総胆管拡張症手術
150160310	限局性腹腔膿瘍手術（虫垂周囲膿瘍）	150169950	胆嚢悪性腫瘍手術（胆嚢に限局するもの（リンパ節郭清を含む））
150160410	限局性腹腔膿瘍手術（その他）		
150160610	骨盤腹膜外膿瘍切開排膿術	150362210	胆嚢悪性腫瘍手術（肝切除（亜区域切除以上））
150160810	急性汎発性腹膜炎手術	150324010	胆嚢悪性腫瘍手術（肝切除（葉以上）を伴う）
150160950	結核性腹膜炎手術	150324110	胆嚢悪性腫瘍手術（膵頭十二指腸切除を伴う）
150161110	腸間膜損傷手術（縫合，修復のみ）	150324210	胆嚢悪性腫瘍手術（膵頭十二指腸切除及び肝切除（葉以上）を伴う）
150161310	腸間膜損傷手術（腸切除を伴う）		
150161410	大網切除術	150388410	胆管悪性腫瘍手術（膵頭十二指腸切除及び肝切除（葉以上）を伴う）
150161510	大網，腸間膜，後腹膜腫瘍摘出術（腸切除を伴わない）		
150161610	大網，腸間膜，後腹膜腫瘍摘出術（腸切除を伴う）	150417410	胆管悪性腫瘍手術（膵頭十二指腸切除及び血行再建を伴う）
150162310	後腹膜悪性腫瘍手術		
150162610	臍腸管瘻手術（腸管切除を伴わない）	150388510	胆管悪性腫瘍手術（その他）
150162710	臍腸管瘻手術（腸管切除を伴う）	150347810	肝門部胆管悪性腫瘍手術（血行再建あり）
150245310	骨盤内臓全摘術	150347910	肝門部胆管悪性腫瘍手術（血行再建なし）
150162910	胃血管結紮術（急性胃出血手術）	150173710	胆嚢胃（腸）吻合術
150163010	胃縫合術（大網充填術又は被覆術を含む）	150173910	総胆管胃（腸）吻合術
150163110	胃切開術	150174110	胆嚢外瘻造設術
150163710	胃吊上げ固定術（胃下垂症手術）	150174210	胆管外瘻造設術（開腹）
150164110	胃捻転症手術	150174810	先天性胆道閉鎖症手術
150164210	胃，十二指腸憩室切除術・ポリープ切除術（開腹）	150175610	肝縫合術
150323210	胃局所切除術	150175710	肝膿瘍切開術（開腹）
150165210	胃切除術（単純切除術）	150175910	肝嚢胞切開又は縫縮術
150168010	胃切除術（悪性腫瘍手術）	150176110	肝内結石摘出術（開腹）
150347770	有茎腸管移植加算	150176210	肝嚢胞，肝膿瘍摘出術
150165650	十二指腸窓（内方）憩室摘出術	150417610	肝切除術（部分切除）（単回切除）
150337210	噴門側胃切除術（単純切除術）	150417710	肝切除術（部分切除）（複数回切除）
150337310	噴門側胃切除術（悪性腫瘍切除術）	150362710	肝切除術（亜区域切除）
150165910	胃縫小術	150362810	肝切除術（外側区域切除）
150166110	胃全摘術（単純全摘術）	150362910	肝切除術（1区域切除（外側区域切除を除く））
150168110	胃全摘術（悪性腫瘍手術）	150363010	肝切除術（2区域切除）
150170110	食道下部迷走神経切除術（幹迷切）（単独）	150363110	肝切除術（3区域切除以上）
150170210	食道下部迷走神経切除術（幹迷切）（ドレナージを併施）	150363210	肝切除術（2区域切除以上で血行再建）
150170310	食道下部迷走神経切除術（幹迷切）（胃切除術を併施）	150177210	肝内胆管（肝管）胃（腸）吻合術
150170610	食道下部迷走神経選択的切除術（単独）	150177310	肝内胆管外瘻造設術（開腹）
		150284410	移植用部分肝採取術（生体）
		150284810	生体部分肝移植術

コード	名称	コード	名称
150284910	生体部分肝移植術（提供者の療養上の費用）加算	150184510	人工肛門造設術
150324410	同種死体肝移植術	150184610	腹壁外腸管前置術
150348210	急性膵炎手術（感染性壊死部切除を伴う）	150184710	腸狭窄部切開縫合術
150277310	急性膵炎手術（その他）	150184810	腸閉鎖症手術（腸管切除を伴わない）
150177810	膵結石手術（膵切開）	150184910	腸閉鎖症手術（腸管切除を伴う）
150177910	膵結石手術（経十二指腸乳頭）	150364110	多発性小腸閉鎖症手術
150348310	膵中央切除術	150185210	小腸瘻閉鎖術（腸管切除を伴わない）
150389110	膵腫瘍摘出術	150185310	小腸瘻閉鎖術（腸管切除を伴う）
150296810	膵破裂縫合術	150185410	結腸瘻閉鎖術（腸管切除を伴わない）
150178110	膵体尾部腫瘍切除術（膵尾部切除術）（脾同時切除）	150185510	結腸瘻閉鎖術（腸管切除を伴う）
150348410	膵体尾部腫瘍切除術（膵尾部切除術）（脾温存）	150185610	人工肛門閉鎖術（腸管切除を伴わない）
150178210	膵体尾部腫瘍切除術（リンパ節・神経叢郭清等を伴う腫瘍切除術）	150420310	人工肛門閉鎖術（腸管切除を伴うもの）（直腸切除術後）
150277410	膵体尾部腫瘍切除術（周辺臓器の合併切除を伴う腫瘍切除術）	150420410	人工肛門閉鎖術（腸管切除を伴うもの）（その他）
		150185810	盲腸縫縮術
150277510	膵体尾部腫瘍切除術（血行再建を伴う腫瘍切除術）	150185910	腸回転異常症手術
150178410	膵頭部腫瘍切除術（膵頭十二指腸切除術）	150186010	先天性巨大結腸症手術
150296910	膵頭部腫瘍切除術（リンパ節・神経叢郭清等を伴う腫瘍切除術）	150402310	腸管延長術
150297010	膵頭部腫瘍切除術（十二指腸温存膵頭切除術）	150186110	人工肛門形成術（開腹を伴う）
150297110	膵頭部腫瘍切除術（周辺臓器の合併切除を伴う腫瘍切除術）	150186710	直腸異物除去術（開腹）
		150187010	直腸腫瘍摘出術（ポリープ摘出を含む）（経腹及び経肛）
150297210	膵頭部腫瘍切除術（血行再建を伴う腫瘍切除術）	150187110	直腸切除・切断術（切除術）
150178710	膵全摘術	150245410	直腸切除・切断術（低位前方切除術）
150409950	膵嚢胞胃（腸）バイパス術（内視鏡）	150297510	直腸切除・切断術（超低位前方切除術）
150418910	膵嚢胞胃（腸）バイパス術（開腹）	150420610	直腸切除・切断術（経肛門吻合を伴う切除術）
150179110	膵管空腸吻合術	150187210	直腸切除・切断術（切断術）
150179310	膵嚢胞外瘻造設術（開腹）	150187510	直腸狭窄形成手術
150179410	膵管外瘻造設術	150187710	直腸脱手術（直腸挙上固定）
150179550	膵管誘導手術	150187910	直腸脱手術（腹会陰（腸切除を含む））
150179610	膵瘻閉鎖術	150264010	肛門悪性腫瘍手術（直腸切断を伴うもの）
150324610	同種死体膵移植術	150191610	鎖肛手術（腹会陰式）
150324810	同種死体膵腎移植術	150191710	鎖肛手術（腹仙骨式）
150179710	脾縫合術（部分切除を含む）	150192310	副腎摘出術（副腎部分切除術を含む）
150179810	脾摘出術	150245510	副腎腫瘍摘出術（皮質腫瘍）
150180010	破裂腸管縫合術	150245610	副腎腫瘍摘出術（髄質腫瘍（褐色細胞腫））
150180110	腸切開術	150192810	副腎悪性腫瘍手術
150180210	腸管癒着症手術	150193010	腎破裂縫合術
150181110	腸重積症整復術（観血的）	150193150	腎破裂手術
150181210	小腸切除術（その他）	150193210	腎周囲膿瘍切開術
150297310	小腸切除術（複雑）	150193410	腎切半術
150181310	小腸腫瘍，小腸憩室摘出術（メッケル憩室炎手術を含む）	150193510	癒合腎離断術
150181610	虫垂切除術（虫垂周囲膿瘍を伴わないもの）	150193610	腎被膜剥離術（除神経術を含む）
150337510	虫垂切除術（虫垂周囲膿瘍を伴うもの）	150193710	腎固定術
150181710	結腸切除術（小範囲切除）	150193810	腎切石術
150181810	結腸切除術（結腸半側切除）	150194410	腎盂切石術
150181910	結腸切除術（全切除，亜全切除又は悪性腫瘍手術）	150194610	腎部分切除術
150363810	全結腸・直腸切除嚢肛門吻合術	150194810	腎嚢胞切除縮小術
150183110	結腸腫瘍摘出術（回盲部腫瘍摘出術を含む）	150195010	腎摘出術
150297410	結腸憩室摘出術	150195210	腎（尿管）悪性腫瘍手術
150183510	結腸ポリープ切除術（開腹）	150195910	腎（腎盂）皮膚瘻閉鎖術
150184110	腸吻合術	150402910	腎（腎盂）腸瘻閉鎖術（その他）
150184310	腸瘻造設術	150196110	腎盂形成手術
150184410	虫垂瘻造設術	150196210	移植用腎採取術（生体）
		150196310	同種死体腎移植術

コード	名称	コード	名称
150196570	移植臓器提供加算（同種死体腎移植術）	150214910	子宮位置矯正術（開腹による位置矯正術）
150338610	生体腎移植術	150215010	子宮位置矯正術（癒着剥離矯正術）
150196410	生体腎移植術（提供者の療養上の費用）加算	150215410	子宮脱手術（腟壁形成手術及び子宮全摘術）（腟式，腹式）
150196810	尿管切石術（上部及び中部）	150216910	子宮筋腫摘出（核出）術（腹式）
150196910	尿管切石術（膀胱近接部）	150217050	痕跡副角子宮手術（腹式）
150197110	残存尿管摘出術	150217410	子宮腟上部切断術
150248950	尿管剥離術	150217510	子宮全摘術
150197210	尿管膀胱吻合術	150409010	子宮全摘術（性同一性障害）
150197310	尿管尿管吻合術	150217610	広靭帯内腫瘍摘出術
150197410	尿管腸吻合術	150217710	子宮悪性腫瘍手術
150197510	尿管腸膀胱吻合術	150218210	腹壁子宮瘻手術
150197810	尿管皮膚瘻造設術	150219410	子宮附属器癒着剥離術（両側）（開腹）
150197910	尿管皮膚瘻閉鎖術	150219710	卵巣部分切除術（腟式を含む）（開腹）
150403210	尿管腸瘻閉鎖術（その他）	150219850	卵管結紮術（腟式を含む）（両側）（開腹）
150198110	尿管腟瘻閉鎖術	150219650	卵管口切開術（開腹）
150198310	尿管口形成手術	150220010	子宮附属器腫瘍摘出術（両側）（開腹）
150198410	膀胱破裂閉鎖術	150409410	子宮附属器腫瘍摘出術（両側）（開腹）（性同一性障害）
150198510	膀胱周囲膿瘍切開術	150421910	子宮附属器腫瘍摘出術（両側，開腹，遺伝性乳癌卵巣癌症候群患者）
150198810	膀胱結石摘出術（膀胱高位切開術）		
150199210	膀胱壁切除術	150220150	卵管全摘除術（両側）（開腹）
150199310	膀胱憩室切除術	150220250	卵管腫瘤全摘除術（両側）（開腹）
150199510	膀胱単純摘除術（腸管利用の尿路変更を行う）	150220450	子宮卵管留血腫手術（両側）（開腹）
150199610	膀胱単純摘除術（その他）	150220710	子宮附属器悪性腫瘍手術（両側）
150245810	膀胱腫瘍摘出術	150220910	卵管形成手術（卵管・卵巣移植，卵管架橋等）
150348910	膀胱脱手術（メッシュ使用）	150222110	帝王切開術（緊急帝王切開）
150162150	膀胱後腫瘍摘出術（腸管切除を伴わない）	150222210	帝王切開術（選択帝王切開）
150162250	膀胱後腫瘍摘出術（腸管切除を伴う）	150222810	子宮破裂手術（子宮全摘除を行う）
150200510	膀胱悪性腫瘍手術（切除）	150222910	子宮破裂手術（子宮腟上部切断を行う）
150200610	膀胱悪性腫瘍手術（全摘（腸管等を利用して尿路変更を行わない））	150223010	子宮破裂手術（その他）
		150223110	妊娠子宮摘出術（ポロー手術）
150245910	膀胱悪性腫瘍手術（全摘（尿管S状結腸吻合利用で尿路変更を行う））	150223310	子宮内反症整復手術（腟式）（観血的）
		150132310	食道縫合術（穿孔，損傷）（開腹手術）
150246010	膀胱悪性腫瘍手術（全摘（回腸又は結腸導管利用で尿路変更を行う））	150133210	食道異物摘出術（開腹手術）
		150134010	食道切除再建術（腹部の操作）
150246110	膀胱悪性腫瘍手術（全摘（代用膀胱利用で尿路変更を行う））	150271050	胸壁外皮膚管形成吻合術（腹部操作）
		150267550	胸壁外皮膚管形成吻合術（バイパスのみ作成）
150201010	尿膜管摘出術	150374610	非開胸食道抜去術（消化管再建手術を併施）
150403910	膀胱皮膚瘻造設術	150135310	食道悪性腫瘍手術（消化管再建手術併施）（腹部の操作）
150404010	導尿路造設術	150328650	有茎腸管移植加算（食道悪性腫瘍手術）
150201510	膀胱皮膚瘻閉鎖術	150386970	血行再建加算（食道悪性腫瘍手術）
150201610	膀胱腟瘻閉鎖術	150135510	食道アカラシア形成手術
150404210	膀胱腸瘻閉鎖術（その他）	150135710	食道切除後2次的再建術（皮弁形成）
150201810	膀胱子宮瘻閉鎖術	150135810	食道切除後2次的再建術（消化管利用）
150201950	膀胱尿管逆流手術	150136110	食道・胃静脈瘤手術（血行遮断術を主とする）
150202010	ボアリー氏手術	150136210	食道・胃静脈瘤手術（食道離断術を主とする）
150202110	腸管利用膀胱拡大術	150136350	食道静脈瘤手術（開腹）
150264310	回腸（結腸）導管造設術	150136710	横隔膜縫合術（経腹）
150349010	排泄腔外反症手術（外反膀胱閉鎖術）	150137050	横隔膜レラクサチオ手術（経腹）
150349110	排泄腔外反症手術（膀胱腸裂閉鎖術）	150137310	胸腹裂孔ヘルニア手術（経腹）
150246310	尿道悪性腫瘍摘出術（摘出）	150137810	後胸骨ヘルニア手術
150246510	尿道悪性腫瘍摘出術（尿路変更）	150138010	食道裂孔ヘルニア手術（経腹）
150206010	尿失禁手術（恥骨固定式膀胱頸部吊上術を行うもの）	150245110	大動脈瘤切除術（腹部大動脈（分枝血管の再建））
150365610	人工尿道括約筋植込・置換術	150245210	大動脈瘤切除術（腹部大動脈（その他））
150214810	子宮位置矯正術（アレキサンダー手術）		

コード	名称	コード	名称
150148410	血管結紮術（開腹を伴う）	150401810	生体部分小腸移植術（提供者の療養上の費用）加算
150148910	動脈塞栓除去術（開腹を伴う）	150180750	腸閉塞症手術（結腸切除術）（小範囲切除）
150150510	動脈形成術，吻合術（腹腔内動脈）（大動脈を除く）	150180850	腸閉塞症手術（結腸切除術）（結腸半側切除）
150152410	血管移植術，バイパス移植術（腹腔内動脈）	150180950	腸閉塞症手術（結腸切除術）（全切除，亜全切除又は悪性腫瘍手術）
150154210	静脈血栓摘出術（開腹を伴う）		
150154810	静脈形成術，吻合術（腹腔内静脈）	150197750	腎部分切除術（腎空洞切開術・腎盂尿管移行部形成術併施）
150156910	リンパ節群郭清術（後腹膜）		
150306650	先天性胆管拡張症に対する手術（胃切除，総胆管切除等併施）	150208810	前立腺膿瘍切開術
		150209010	前立腺被膜下摘出術
150165850	胆嚢摘出術と十二指腸空腸吻合術併施	150209310	前立腺悪性腫瘍手術
150180350	腸閉塞症手術（腸管癒着症手術）	150326910	腟断端挙上術（腟式，腹式）
150180550	腸閉塞症手術（腸重積症整復術）（観血的）	150218310	重複子宮手術
150180650	腸閉塞症手術（小腸切除術）（その他）	150218410	双角子宮手術
150299350	腸閉塞症手術（小腸切除術）（複雑）	150219010	奇形子宮形成手術（ストラスマン手術）
150401610	移植用部分小腸採取術（生体）	150349310	性腺摘出術（開腹）
150401710	生体部分小腸移植術		

メ　モ　欄

C-4 骨の手術(11日間)

Step 0
事前準備
あらかじめ当該手術室などで行う手術等を整理し，コード一覧と照合

DPC調査のEFファイルに記載されているレセプト電算処理システム用コードに対して，厚生労働省が示しているコード一覧に照らし合わせて該当しているかを判断。

＊本項目に該当するコードは，<u>次頁からの表</u>のとおり。

＊看護職員がコード一覧に存在する手術等の実施があったか，日々の判断ができるよう，<u>**確認表**を準備しておく</u>。また，評価対象期間において，病棟に伝わるしくみを構築する。

Step 1
毎日の評価
① **確認表との照合**
実施した手術等は確認表に存在するか

↓ はい

② **評価期間**
当該手術等の評価対象期間内か
＊実施当日を含めた11日間を評価の対象とする。

いいえ →
いいえ → 「なし」

はい

Step 2
翌月の評価
EFファイルでの確認
EFファイルに存在するか

はい → 「あり」

いいえ

Step 3
翌月の評価
EFファイル自体の確認
EFファイルの内容は正しいか

はい → 「なし」

いいえ → 「あり」
＊EFファイルを修正

メモ欄

[C項目]

● C-4 レセプト電算処理システム用コード一覧

コード	名称	コード	名称
150019410	骨折観血的手術（下腿）	150028210	骨切り術（手）
150019610	骨折観血的手術（膝蓋骨）	150028310	骨切り術（足）
150019810	骨折観血的手術（足）	150289710	骨切り術（その他）
150352210	観血的整復固定術（インプラント周囲骨折）（大腿）	150372170	患者適合型変形矯正ガイド加算（骨切り術）
150352410	観血的整復固定術（インプラント周囲骨折）（下腿）	150308810	大腿骨頭回転骨切り術
150352610	観血的整復固定術（インプラント周囲骨折）（足）	150308910	大腿骨近位部（転子間を含む）骨切り術
150021410	骨部分切除術（肩甲骨）	150028610	偽関節手術（肩甲骨）
150021610	骨部分切除術（大腿）	150028710	偽関節手術（上腕）
150021810	骨部分切除術（下腿）	150028810	偽関節手術（大腿）
150021910	骨部分切除術（鎖骨）	150028910	偽関節手術（前腕）
150022010	骨部分切除術（膝蓋骨）	150029010	偽関節手術（下腿）
150022210	骨部分切除術（足）	150309010	偽関節手術（手舟状骨）
150022510	腐骨摘出術（肩甲骨）	150029110	偽関節手術（鎖骨）
150022610	腐骨摘出術（上腕）	150029210	偽関節手術（膝蓋骨）
150022710	腐骨摘出術（大腿）	150029310	偽関節手術（手（舟状骨を除く））
150022810	腐骨摘出術（前腕）	150029410	偽関節手術（足）
150022910	腐骨摘出術（下腿）	150289810	偽関節手術（その他）
150023010	腐骨摘出術（鎖骨）	150029810	変形治癒骨折矯正手術（大腿）
150023110	腐骨摘出術（膝蓋骨）	150030010	変形治癒骨折矯正手術（下腿）
150023410	骨全摘術（肩甲骨）	150030210	変形治癒骨折矯正手術（膝蓋骨）
150023510	骨全摘術（上腕）	150030410	変形治癒骨折矯正手術（足）
150023610	骨全摘術（大腿）	150031410	骨長調整手術（骨端軟骨発育抑制術）
150023710	骨全摘術（前腕）	150031510	骨長調整手術（骨短縮術）
150023810	骨全摘術（下腿）	150031610	骨長調整手術（骨延長術）（指以外）
150023910	骨全摘術（鎖骨）	150295010	骨移植術（軟骨移植術を含む，自家骨移植）
150024010	骨全摘術（膝蓋骨）	150031710	骨移植術（軟骨移植術を含む，同種骨移植，生体）
150024110	骨全摘術（手）	150383710	骨移植術（軟骨移植術を含む，同種骨移植，非生体，特殊）
150024210	骨全摘術（足その他）	150383810	骨移植術（軟骨移植術を含む，同種骨移植，非生体，その他）
150024710	骨腫瘍切除術（肩甲骨）		
150024810	骨腫瘍切除術（上腕）	150369450	骨移植術（軟骨移植術を含む）（自家培養軟骨移植術）
150024910	骨腫瘍切除術（大腿）	150353110	関節鏡下自家骨軟骨移植術
150025010	骨腫瘍切除術（前腕）	150041710	関節切除術（肩）
150025110	骨腫瘍切除術（下腿）	150041810	関節切除術（股）
150025210	骨腫瘍切除術（鎖骨）	150041910	関節切除術（膝）
150025310	骨腫瘍切除術（膝蓋骨）	150042010	関節切除術（胸鎖）
150026510	骨悪性腫瘍手術（肩甲骨）	150042110	関節切除術（肘）
150026610	骨悪性腫瘍手術（上腕）	150042310	関節切除術（足）
150026710	骨悪性腫瘍手術（大腿）	150042410	関節切除術（肩鎖）
150026810	骨悪性腫瘍手術（前腕）	150042710	関節内骨折観血的手術（股）
150026910	骨悪性腫瘍手術（下腿）	150042810	関節内骨折観血的手術（膝）
150027010	骨悪性腫瘍手術（鎖骨）	150043210	関節内骨折観血的手術（足）
150027110	骨悪性腫瘍手術（膝蓋骨）	150048210	関節形成手術（肩）
150027210	骨悪性腫瘍手術（手）	150048310	関節形成手術（股）
150027310	骨悪性腫瘍手術（足その他）	150048410	関節形成手術（膝）
150027510	骨切り術（肩甲骨）	150048510	関節形成手術（胸鎖）
150027610	骨切り術（上腕）	150048610	関節形成手術（肘）
150027710	骨切り術（大腿）	150048710	関節形成手術（手）
150027810	骨切り術（前腕）	150048810	関節形成手術（足）
150027910	骨切り術（下腿）	150048910	関節形成手術（肩鎖）
150028010	骨切り術（鎖骨）	150049410	人工骨頭挿入術（肩）
150028110	骨切り術（膝蓋骨）	150049510	人工骨頭挿入術（股）
		150049810	人工骨頭挿入術（肘）

コード	名称	コード	名称
150049910	人工骨頭挿入術（手）	150060910	骨盤骨折観血的手術（腸骨翼及び寛骨臼骨折観血的手術を除く）
150050010	人工骨頭挿入術（足）		
150050210	人工骨頭挿入術（指）	150314210	内視鏡下椎弓切除術
150050310	人工関節置換術（肩）	150063710	脊椎腫瘍切除術
150050410	人工関節置換術（股）	150063810	骨盤腫瘍切除術
150050510	人工関節置換術（膝）	150063910	脊椎悪性腫瘍手術
150050610	人工関節置換術（胸鎖）	150064010	骨盤悪性腫瘍手術
150050710	人工関節置換術（肘）	150354810	腫瘍脊椎骨全摘術
150050810	人工関節置換術（手）	150064210	骨盤切断術
150050910	人工関節置換術（足）	150064610	脊椎骨切り術
150051010	人工関節置換術（肩鎖）	150064710	骨盤骨切り術
150051110	人工関節置換術（指）	150064810	臼蓋形成手術
150300210	人工関節抜去術（肩）	150314510	寛骨臼移動術
150300310	人工関節抜去術（股）	150354910	脊椎制動術
150300410	人工関節抜去術（膝）	150282510	脊椎固定術，椎弓切除術，椎弓形成術（前方椎体固定）
150300510	人工関節抜去術（胸鎖）	150368870	多椎間又は多椎弓実施加算（前方椎体固定）
150300610	人工関節抜去術（肘）	150282610	脊椎固定術，椎弓切除術，椎弓形成術（後方又は後側方固定）
150300710	人工関節抜去術（手）		
150300810	人工関節抜去術（足）	150368970	多椎間又は多椎弓実施加算（後方又は後側方固定）
150300910	人工関節抜去術（肩鎖）	150314610	脊椎固定術，椎弓切除術，椎弓形成術（後方椎体固定）
150301010	人工関節抜去術（指）	150369070	多椎間又は多椎弓実施加算（後方椎体固定）
150255910	人工関節再置換術（肩）	150314710	脊椎固定術，椎弓切除術，椎弓形成術（前方後方同時固定）
150256010	人工関節再置換術（股）	150369170	多椎間又は多椎弓実施加算（前方後方同時固定）
150256110	人工関節再置換術（膝）	150355010	脊椎固定術，椎弓切除術，椎弓形成術（椎弓切除）
150256210	人工関節再置換術（胸鎖）	150369270	多椎間又は多椎弓実施加算（椎弓切除）
150256310	人工関節再置換術（肘）	150355110	脊椎固定術，椎弓切除術，椎弓形成術（椎弓形成）
150256410	人工関節再置換術（手）	150369370	多椎間又は多椎弓実施加算（椎弓形成）
150256510	人工関節再置換術（足）	150282750	脊椎側彎症手術（固定術）
150256610	人工関節再置換術（肩鎖）	150343910	脊椎側彎症手術（矯正術）（初回挿入）
150256710	人工関節再置換術（指）	150344010	脊椎側彎症手術（矯正術）（交換術）
150397010	自家肋骨肋軟骨関節全置換術	150344110	脊椎側彎症手術（矯正術）（伸展術）
150051310	四肢切断術（上腕）	150314810	内視鏡下椎弓固定術（胸椎又は腰椎前方固定）
150051410	四肢切断術（前腕）	150397210	内視鏡下椎弓形成術
150051510	四肢切断術（手）	150397310	歯突起骨折骨接合術
150051610	四肢切断術（大腿）	150397410	腰椎分離部修復術
150051710	四肢切断術（下腿）	150066110	仙腸関節固定術
150051810	四肢切断術（足）	150095010	中耳，側頭骨腫瘍摘出術
150052110	四肢関節離断術（肩）	150095210	中耳悪性腫瘍手術（切除）
150052210	四肢関節離断術（股）	150095310	中耳悪性腫瘍手術（側頭骨摘出術）
150052310	四肢関節離断術（膝）	150096210	アブミ骨摘出術
150052410	四肢関節離断術（肘）	150096350	アブミ骨可動化手術
150052510	四肢関節離断術（手）	150104210	咽頭悪性腫瘍手術（軟口蓋悪性腫瘍手術を含む）
150052610	四肢関節離断術（足）	150344810	副咽頭間隙腫瘍摘出術（経側頭下窩（下顎離断を含む））
150053810	断端形成術（骨形成を要する）（その他）	150345010	副咽頭間隙悪性腫瘍摘出術（経側頭下窩（下顎離断を含む））
150053910	切断四肢再接合術（四肢）		
150059310	脊椎骨掻爬術	150111510	頬粘膜悪性腫瘍手術
150059410	骨盤骨掻爬術	150113610	口腔，顎，顔面悪性腫瘍切除術
150059810	脊椎，骨盤脱臼観血的手術	150115410	顎骨腫瘍摘出術（長径3cm未満）
150060210	仙腸関節脱臼観血的手術	150115510	顎骨腫瘍摘出術（長径3cm以上）
150060310	恥骨結合離開観血的手術	150115610	下顎骨部分切除術
150060810	腸骨翼骨折観血的手術	150115710	下顎骨離断術
150384510	寛骨臼骨折観血的手術	150115810	下顎骨悪性腫瘍手術（切除）
		150413110	下顎骨悪性腫瘍手術（切断）（おとがい部を含む）

コード	名称	コード	名称
150115910	下顎骨悪性腫瘍手術（切断）（その他）	150116410	上顎骨悪性腫瘍手術（切除）
150116110	上顎骨切除術	150116510	上顎骨悪性腫瘍手術（全摘）
150116210	上顎骨全摘術	150123610	胸骨切除術
150116310	上顎骨悪性腫瘍手術（掻爬）	150019210	骨折観血的手術（大腿）

メ モ 欄

C-5 胸腔鏡・腹腔鏡手術(5日間)

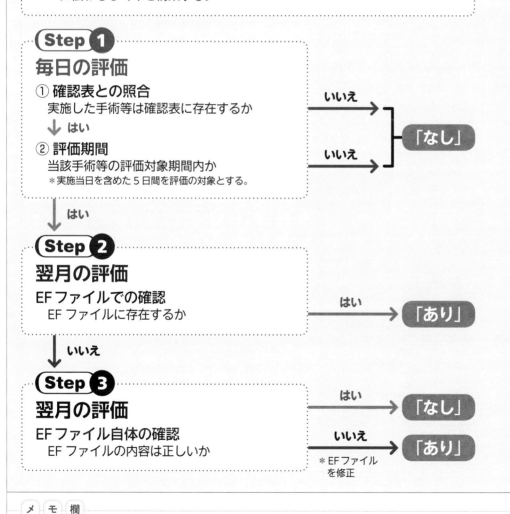

Step 0
事前準備
あらかじめ当該手術室などで行う手術等を整理し, コード一覧と照合
DPC調査のEFファイルに記載されているレセプト電算処理システム用コードに対して, 厚生労働省が示しているコード一覧に照らし合わせて該当しているかを判断。
＊本項目に該当するコードは, 次頁からの表のとおり。
＊看護職員がコード一覧に存在する手術等の実施があったか, 日々の判断ができるよう, **確認表**を準備しておく。また, 評価対象期間において, 病棟に伝わるしくみを構築する。

Step 1
毎日の評価
① **確認表との照合**
実施した手術等は確認表に存在するか　　いいえ
↓ はい
② **評価期間**
当該手術等の評価対象期間内か　　いいえ
＊実施当日を含めた5日間を評価の対象とする。
→「なし」

↓ はい

Step 2
翌月の評価
EFファイルでの確認
EFファイルに存在するか　　はい →「あり」

↓ いいえ

Step 3
翌月の評価
EFファイル自体の確認
EFファイルの内容は正しいか　　はい →「なし」
　　いいえ →「あり」
＊EFファイルを修正

メモ欄

● C-5 レセプト電算処理システム用コード一覧

コード	名称	コード	名称
150356910	胸腔鏡下試験開胸術	150377010	腹腔鏡下小切開骨盤内リンパ節群郭清術
150357010	胸腔鏡下試験切除術	150377110	腹腔鏡下小切開後腹膜リンパ節群郭清術
150292410	胸腔鏡下醸膿胸膜又は胸膜胼胝切除術	150361210	腹腔鏡下ヘルニア手術（腹壁瘢痕ヘルニア）
150317010	胸腔鏡下膿胸腔掻爬術	150361310	腹腔鏡下ヘルニア手術（大腿ヘルニア）
150357210	胸腔鏡下胸管結紮術（乳糜胸手術）	150388010	腹腔鏡下ヘルニア手術（半月状線ヘルニア，白線ヘルニア）
150357310	胸腔鏡下縦隔切開術		
150374210	胸腔鏡下拡大胸腺摘出術	150388110	腹腔鏡下ヘルニア手術（臍ヘルニア）
150414010	胸腔鏡下拡大胸腺摘出術（内視鏡手術用支援機器使用）	150388210	腹腔鏡下ヘルニア手術（閉鎖孔ヘルニア）
150374310	胸腔鏡下縦隔悪性腫瘍手術	150263610	腹腔鏡下鼠径ヘルニア手術（両側）
150405910	胸腔鏡下縦隔悪性腫瘍手術（内視鏡手術用支援機器使用）	150361410	腹腔鏡下試験開腹術
150266610	胸腔鏡下肺切除術（肺嚢胞手術（楔状部分切除））	150361510	腹腔鏡下試験切除術
150414110	胸腔鏡下肺切除術（部分切除）	150361710	腹腔鏡下大網，腸間膜，後腹膜腫瘍摘出術
150414210	胸腔鏡下肺切除術（区域切除）	150377210	腹腔鏡下小切開後腹膜腫瘍摘出術
150414310	胸腔鏡下肺切除術（肺葉切除又は1肺葉超）	150377310	腹腔鏡下小切開後腹膜悪性腫瘍手術
150270750	胸腔鏡下良性縦隔腫瘍手術	150271650	腹腔鏡下胃，十二指腸潰瘍穿孔縫合術
150406010	胸腔鏡下良性縦隔腫瘍手術（内視鏡手術用支援機器使用）	150377410	腹腔鏡下胃吊上げ固定術（胃下垂症手術）
150270850	胸腔鏡下良性胸壁腫瘍手術	150377510	腹腔鏡下胃捻転症手術
150298750	胸腔鏡下肺縫縮術	150377610	腹腔鏡下胃局所切除術（内視鏡処置を併施）
150358610	胸腔鏡下肺悪性腫瘍手術（部分切除）	150377710	腹腔鏡下胃局所切除術（その他）
150358710	胸腔鏡下肺悪性腫瘍手術（区域切除）	150417310	腹腔鏡下十二指腸局所切除術（内視鏡処置を併施）
150414410	胸腔鏡下肺悪性腫瘍手術（区域切除）（内視鏡手術用支援機器使用）	150323410	腹腔鏡下胃切除術（単純切除術）
150358810	胸腔鏡下肺悪性腫瘍手術（肺葉切除又は1肺葉を超える）	150406610	腹腔鏡下胃切除術（単純切除術）（内視鏡手術用支援機器使用）
150406110	胸腔鏡下肺悪性腫瘍手術（肺葉切除，1肺葉超・手術用支援機器使用）	150323510	腹腔鏡下胃切除術（悪性腫瘍手術）
150358910	胸腔鏡下食道憩室切除術	150406710	腹腔鏡下胃切除術（悪性腫瘍手術）（内視鏡手術用支援機器使用）
150399510	腹腔鏡下食道憩室切除術	150377810	腹腔鏡下噴門側胃切除術（単純切除術）
150386710	胸腔鏡下先天性食道閉鎖症根治手術	150377910	腹腔鏡下噴門側胃切除術（悪性腫瘍切除術）
150374710	胸腔鏡下食道悪性腫瘍手術（頸部，胸部，腹部の操作）	150378010	腹腔鏡下胃縮小術（スリーブ状切除）
150406210	胸腔鏡下食道悪性腫瘍手術（頸，胸，腹部操作・手術用支援機器使用）	150323610	腹腔鏡下胃全摘術（単純全摘術）
150374810	胸腔鏡下食道悪性腫瘍手術（胸部，腹部の操作）	150323710	腹腔鏡下胃全摘術（悪性腫瘍手術）
150406310	胸腔鏡下食道悪性腫瘍手術（胸部，腹部の操作・手術用支援機器使用）	150361910	腹腔鏡下食道下部迷走神経切断術（幹迷切）
150387070	有茎腸管移植加算（胸腔鏡下食道悪性腫瘍手術）	150276610	腹腔鏡下食道下部迷走神経選択的切除術
150399610	縦隔鏡下食道悪性腫瘍手術	150362010	腹腔鏡下胃腸吻合術
150414810	縦隔鏡下食道悪性腫瘍手術（内視鏡手術用支援機器使用）	150323810	腹腔鏡下幽門形成術
150296310	腹腔鏡下食道アカラシア形成手術	150276710	腹腔鏡下噴門形成術
150366910	腹腔鏡下食道静脈瘤手術（胃上部血行遮断術）	150276810	腹腔鏡下胆管切開結石摘出術（胆嚢摘出を含む）
150359110	胸腔鏡下（腹腔鏡下を含む）横隔膜縫合術	150276910	腹腔鏡下胆管切開結石摘出術（胆嚢摘出を含まない）
150275110	腹腔鏡下食道裂孔ヘルニア手術	150254110	腹腔鏡下胆嚢摘出術
150359210	胸腔鏡下心膜開窓術	150388310	腹腔鏡下総胆管拡張症手術
150399710	胸腔鏡下弁形成術（1弁）	150277710	腹腔鏡下肝嚢胞切開術
150406410	胸腔鏡下弁形成術（1弁）（内視鏡手術用支援機器使用）	150401210	腹腔鏡下胆道閉鎖症手術
150399810	胸腔鏡下弁形成術（2弁）	150417810	腹腔鏡下肝切除術（部分切除）（単回切除）
150406510	胸腔鏡下弁形成術（2弁）（内視鏡手術用支援機器使用）	150417910	腹腔鏡下肝切除術（部分切除）（複数回切除）
150399910	胸腔鏡下弁置換術（1弁）	150348110	腹腔鏡下肝切除術（外側区域切除）
150400010	胸腔鏡下弁置換術（2弁）	150388710	腹腔鏡下肝切除術（亜区域切除）
150376110	胸腔鏡下動脈管開存閉鎖術	150388810	腹腔鏡下肝切除術（1区域切除（外側区域切除を除く））
150416910	腹腔鏡下リンパ節群郭清術（後腹膜）	150388910	腹腔鏡下肝切除術（2区域切除）
150417010	腹腔鏡下リンパ節群郭清術（傍大動脈）	150389010	腹腔鏡下肝切除術（3区域切除以上）
150417110	腹腔鏡下リンパ節群郭清術（骨盤）	150401510	腹腔鏡下膵腫瘍摘出術
		150389210	腹腔鏡下膵体尾部腫瘍切除術（脾同時切除）
		150418310	腹腔鏡下膵体尾部腫瘍切除術（脾同時切除）（通則18）

コード	名称	コード	名称
150389310	腹腔鏡下膵体尾部腫瘍切除術（脾温存）	150327210	腹腔鏡下広靱帯内腫瘍摘出術
150418410	腹腔鏡下膵体尾部腫瘍切除術（脾温存）（内視鏡手術用支援機器使用）	150379810	腹腔鏡下子宮悪性腫瘍手術
		150409310	腹腔鏡下子宮悪性腫瘍手術（子宮体がんに限る・手術用支援機器使用）
150271850	腹腔鏡下脾摘出術	150299850	腹腔鏡下多嚢胞性卵巣焼灼術
150271950	腹腔鏡下小腸切除術（その他）	150336310	漏斗胸手術（胸腔鏡）
150363710	腹腔鏡下小腸切除術（複雑）	150274710	食道腫瘍摘出術（腹腔鏡下）
150337610	腹腔鏡下虫垂切除術（虫垂周囲膿瘍を伴わないもの）	150317710	食道腫瘍摘出術（胸腔鏡下）
150272050	腹腔鏡下虫垂切除術（虫垂周囲膿瘍を伴うもの）	150361610	腹腔鏡下汎発性腹膜炎手術
150277810	腹腔鏡下結腸切除術（小範囲切除，結腸半側切除）	150418510	腹腔鏡下膵頭部腫瘍切除術（膵頭十二指腸切除術）
150337710	腹腔鏡下結腸切除術（全切除，亜全切除）	150418610	腹腔鏡下膵頭部腫瘍切除術（膵頭十二指腸切除術）（通則18）
150324910	腹腔鏡下結腸悪性腫瘍切除術	150418710	腹腔鏡下膵頭部腫瘍切除術（リンパ節・神経叢郭清等伴う腫瘍切除術）
150364010	腹腔鏡下腸瘻，虫垂瘻造設術		
150420210	腹腔鏡下全結腸・直腸切除嚢肛門吻合術	150418810	腹腔鏡下膵頭部腫瘍切除術（リンパ節等伴う腫瘍切除術）（通則18）
150389610	腹腔鏡下人工肛門造設術		
150420510	腹腔鏡下人工肛門閉鎖術（悪性腫瘍に対する直腸切除術後のもの）	150271550	腹腔鏡下腸管癒着剥離術
		150389510	腹腔鏡下腸重積症整復術
150364210	腹腔鏡下腸閉鎖症手術	150365510	腹腔鏡下尿失禁手術
150364310	腹腔鏡下腸回転異常症手術	150264610	子宮附属器癒着剥離術（両側）（腹腔鏡）
150325110	腹腔鏡下先天性巨大結腸症手術	150264710	卵巣部分切除術（腟式を含む）（腹腔鏡）
150325210	腹腔鏡下直腸切除・切断術（切除術）	150267650	卵管結紮術（腟式を含む）（両側）（腹腔鏡）
150337810	腹腔鏡下直腸切除・切断術（低位前方切除術）	150270010	子宮附属器腫瘍摘出術（両側）（腹腔鏡）
150337910	腹腔鏡下直腸切除・切断術（切断術）	150409510	子宮附属器腫瘍摘出術（両側）（腹腔鏡）（性同一性障害）
150279210	腹腔鏡下副腎摘出術	150422010	子宮附属器腫瘍摘出術（両側，腹腔鏡，遺伝性乳癌卵巣癌症候群患者）
150338110	腹腔鏡下小切開副腎摘出術		
150378910	腹腔鏡下副腎髄質腫瘍摘出術（褐色細胞腫）	150268250	子宮卵管留血腫手術（両側）（腹腔鏡）
150364710	腹腔鏡下副腎悪性腫瘍手術	150268150	卵管腫瘤全摘除術（両側）（腹腔鏡）
150325710	腹腔鏡下腎部分切除術	150268050	卵管全摘除術（両側）（腹腔鏡）
150338210	腹腔鏡下小切開腎部分切除術	150378410	肝悪性腫瘍ラジオ波焼灼療法（2cm以内）（腹腔鏡）
150325810	腹腔鏡下腎嚢胞切除縮小術	150378610	肝悪性腫瘍ラジオ波焼灼療法（2cmを超える）（腹腔鏡）
150364810	腹腔鏡下腎嚢胞切除術		
150325910	腹腔鏡下腎摘出術	150365810	腹腔鏡下造腟術
150338310	腹腔鏡下小切開腎摘出術	150325510	腹腔鏡下鎖肛手術（腹会陰式）
150326010	腹腔鏡下腎（尿管）悪性腫瘍手術	150403610	腹腔鏡下小切開膀胱悪性腫瘍手術（全摘（腸管等を利用して尿路変更を行わないもの））
150338410	腹腔鏡下小切開腎（尿管）悪性腫瘍手術		
150389910	腹腔鏡下腎悪性腫瘍手術（内視鏡手術用支援機器を用いる）	150403710	腹腔鏡下小切開膀胱悪性腫瘍手術（全摘（回腸又は結腸導管を利用して尿路変更を行うもの））
150326110	腹腔鏡下腎盂形成手術		
150420810	腹腔鏡下腎盂形成手術（内視鏡手術用支援機器使用）	150403810	腹腔鏡下小切開膀胱悪性腫瘍手術（全摘（代用膀胱を利用して尿路変更を行うもの））
150338510	腹腔鏡下移植用腎採取術（生体）		
150379010	腹腔鏡下小切開尿管腫瘍摘出術	150326410	腹腔鏡下腹腔内停留精巣陰嚢内固定術
150379110	腹腔鏡下小切開膀胱腫瘍摘出術	150403310	腹腔鏡下膀胱悪性腫瘍手術（全摘（腸管等を利用して尿路変更を行わないもの））
150379210	腹腔鏡下膀胱部分切除術		
150379310	腹腔鏡下膀胱脱手術	150403410	腹腔鏡下膀胱悪性腫瘍手術（全摘（回腸又は結腸導管を利用して尿路変更を行うもの））
150379510	腹腔鏡下尿膜管摘出術		
150365310	腹腔鏡下膀胱内手術	150403510	腹腔鏡下膀胱悪性腫瘍手術（全摘（代用膀胱を利用して尿路変更を行うもの））
150326510	腹腔鏡下前立腺悪性腫瘍手術		
150338810	腹腔鏡下小切開前立腺悪性腫瘍手術	150407510	腹腔鏡下膀胱悪性腫瘍手術（全摘（腸管等を利用して尿路変更を行わないもの））（内視鏡手術用支援機器を用いて行った場合）
150390310	腹腔鏡下前立腺悪性腫瘍手術（内視鏡手術用支援機器を用いる）		
150264510	腹腔鏡下子宮内膜症病巣除去術	150407610	腹腔鏡下膀胱悪性腫瘍手術（全摘（回腸又は結腸導管を利用して尿路変更を行うもの））（内視鏡手術用支援機器を用いて行った場合）
150390410	腹腔鏡下仙骨腟固定術		
150421210	腹腔鏡下仙骨腟固定術（内視鏡手術用支援機器使用）	150407710	腹腔鏡下膀胱悪性腫瘍手術（全摘（代用膀胱を利用して尿路変更を行うもの））（内視鏡手術用支援機器を用いて行った場合）
150294110	腹腔鏡下子宮筋腫摘出（核出）術		
150366010	腹腔鏡下子宮腟上部切断術	150364610	腹腔鏡下直腸脱手術
150272250	腹腔鏡下腟式子宮全摘術	150264910	子宮外妊娠手術（腹腔鏡）

C-6 全身麻酔・脊椎麻酔の手術(5日間)

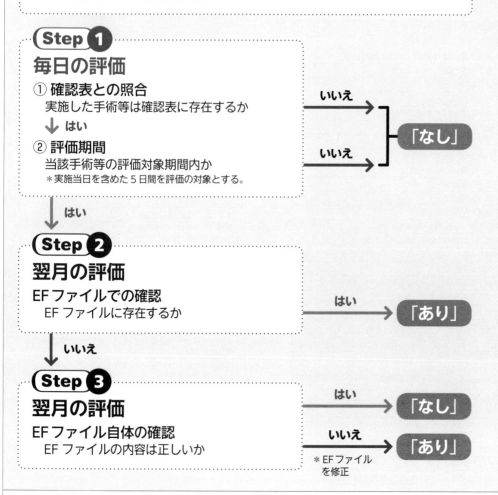

Step 0

事前準備

あらかじめ当該手術室などで行う手術等を整理し, コード一覧と照合

DPC 調査の EF ファイルに記載されているレセプト電算処理システム用コードに対して, 厚生労働省が示しているコード一覧に照らし合わせて該当しているかを判断。

＊本項目に該当するコードは, 下線次頁の表のとおり。

＊看護職員がコード一覧に存在する手術等の実施があったか, 日々の判断ができるよう, **確認表を準備しておく**。また, 評価対象期間において, 病棟に伝わるしくみを構築する。

Step 1

毎日の評価

① 確認表との照合
   実施した手術等は確認表に存在するか

   ↓ はい

② 評価期間
   当該手術等の評価対象期間内か
   ＊実施当日を含めた 5 日間を評価の対象とする。

いいえ →

いいえ →

「なし」

↓ はい

Step 2

翌月の評価

EF ファイルでの確認
   EF ファイルに存在するか

はい → **「あり」**

↓ いいえ

Step 3

翌月の評価

EF ファイル自体の確認
   EF ファイルの内容は正しいか

はい → **「なし」**

いいえ → **「あり」**

＊ EF ファイルを修正

メ モ 欄

● C-6 レセプト電算処理システム用コード一覧

コード	名称	コード	名称
150232910	脊椎麻酔	150247470	硬膜外麻酔併施加算（頸・胸部）
150332510	閉鎖循環式全身麻酔1（麻酔困難な患者）	150247570	硬膜外麻酔併施加算（腰部）
150332610	閉鎖循環式全身麻酔1	150247670	硬膜外麻酔併施加算（仙骨部）
150332710	閉鎖循環式全身麻酔2（麻酔困難な患者）	150342470	術中経食道心エコー連続監視加算（心臓手術又は冠動脈疾患・弁膜症）
150332810	閉鎖循環式全身麻酔2		
150332910	閉鎖循環式全身麻酔3（麻酔困難な患者）	150395670	術中経食道心エコー連続監視加算（カテーテル使用経皮的心臓手術）
150333010	閉鎖循環式全身麻酔3		
150333110	閉鎖循環式全身麻酔4（麻酔困難な患者）	150350670	臓器移植術加算
150333210	閉鎖循環式全身麻酔4	150391070	神経ブロック併施加算（イ以外）
150328210	閉鎖循環式全身麻酔5（麻酔困難な患者）	150391170	非侵襲的血行動態モニタリング加算
150233410	閉鎖循環式全身麻酔5		

メ モ 欄

143

C-7 ① 救命等に係る内科的治療(5日間)
経皮的血管内治療

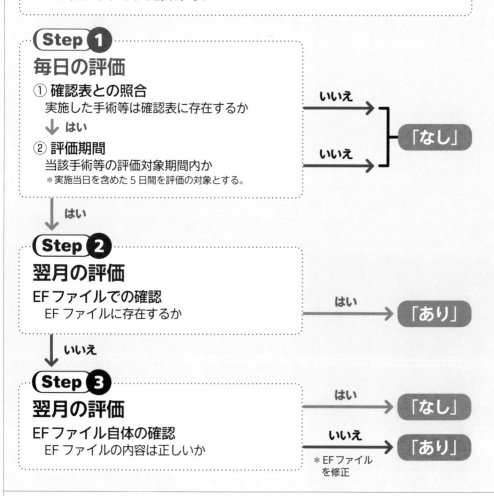

Step 0
事前準備

あらかじめ当該手術室などで行う手術等を整理し,コード一覧と照合

DPC調査のEFファイルに記載されているレセプト電算処理システム用コードに対して,厚生労働省が示しているコード一覧に照らし合わせて該当しているかを判断。

＊本項目に該当するコードは,次頁の表のとおり。

＊看護職員がコード一覧に存在する手術等の実施があったか,日々の判断ができるよう,**確認表を準備しておく**。また,評価対象期間において,病棟に伝わるしくみを構築する。

Step 1
毎日の評価

① 確認表との照合
　実施した手術等は確認表に存在するか
　↓ はい

② 評価期間
　当該手術等の評価対象期間内か
　＊実施当日を含めた5日間を評価の対象とする。

いいえ → 「なし」

いいえ → 「なし」

↓ はい

Step 2
翌月の評価

EFファイルでの確認
　EFファイルに存在するか

はい → 「あり」

↓ いいえ

Step 3
翌月の評価

EFファイル自体の確認
　EFファイルの内容は正しいか

はい → 「なし」

いいえ → 「あり」
＊EFファイルを修正

メモ欄

● C-7-①レセプト電算処理システム用コード一覧

コード	名称	コード	名称
190126810	超急性期脳卒中加算	150359310	経皮的冠動脈形成術（エキシマレーザー血管形成用カテーテル）
150254910	脳血管内手術（1箇所）	150375210	経皮的冠動脈ステント留置術（急性心筋梗塞）
150344410	脳血管内手術（2箇所以上）	150375310	経皮的冠動脈ステント留置術（不安定狭心症）
150355410	脳血管内手術（脳血管内ステント）	150375410	経皮的冠動脈ステント留置術（その他）
150273510	経皮的脳血管形成術	160107550	冠動脈内血栓溶解療法
150301110	経皮的選択的脳血栓・塞栓溶解術（頭蓋内脳血管）	150318310	経皮的冠動脈血栓吸引術
150301210	経皮的選択的脳血栓・塞栓溶解術（頸部脳血管）（内頸，椎骨動脈）	150400410	ステントグラフト内挿術（血管損傷）
150372510	経皮的脳血栓回収術	150301310	ステントグラフト内挿術（胸部大動脈）
150380850	経皮的脳血管ステント留置術	150301410	ステントグラフト内挿術（腹部大動脈）
150374910	経皮的冠動脈形成術（急性心筋梗塞）	150301510	ステントグラフト内挿術（腸骨動脈）
150375010	経皮的冠動脈形成術（不安定狭心症）	150360610	血管塞栓術（頭部，胸腔，腹腔内血管等）（止血術）
150375110	経皮的冠動脈形成術（その他）	150376810	血管塞栓術（頭部，胸腔，腹腔内血管等）（選択的動脈化学塞栓術）
150260350	経皮的冠動脈粥腫切除術		
150284310	経皮的冠動脈形成術（高速回転式経皮経管アテレクトミーカテーテル）	150360710	血管塞栓術（頭部，胸腔，腹腔内血管等）（その他）
		150387310	経カテーテル大動脈弁置換術（経皮的大動脈弁置換術）

(メ) (モ) (欄)

C-7 ② 救命等に係る内科的治療（5日間）
経皮的心筋焼灼術等の治療

Step 0
事前準備

あらかじめ当該手術室などで行う手術等を整理し，コード一覧と照合

DPC調査のEFファイルに記載されているレセプト電算処理システム用コードに対して，厚生労働省が示しているコード一覧に照らし合わせて該当しているかを判断。

＊本項目に該当するコードは，次頁の表のとおり。

＊看護職員がコード一覧に存在する手術等の実施があったか，日々の判断ができるよう，**確認表を準備しておく**。また，評価対象期間において，病棟に伝わるしくみを構築する。

Step 1
毎日の評価

① 確認表との照合
　実施した手術等は確認表に存在するか

　↓ はい　　　　　　　　　　　　　→ いいえ

② 評価期間
　当該手術等の評価対象期間内か
　＊実施当日を含めた5日間を評価の対象とする。　→ いいえ

→ 「なし」

↓ はい

Step 2
翌月の評価

EFファイルでの確認
　EFファイルに存在するか　　　→ はい　→ 「あり」

↓ いいえ

Step 3
翌月の評価

EFファイル自体の確認
　EFファイルの内容は正しいか　　→ はい　→ 「なし」

　　　　　　　　　　　　　　　　→ いいえ　→ 「あり」
　＊EFファイルを修正

メモ欄

● C-7-②レセプト電算処理システム用コード一覧

コード	名称	コード	名称
150346710	経皮的カテーテル心筋焼灼術 (心房中隔穿刺, 心外膜アプローチ)	150415110	両心室ペースメーカー移植術 (心筋電極)
		150415210	両心室ペースメーカー移植術 (経静脈電極)
150262810	経皮的カテーテル心筋焼灼術 (その他)	150387410	植込型除細動器移植術 (経静脈リード)
150346870	三次元カラーマッピング加算	150383250	植込型除細動器移植術 (皮下植込型リード)
150370050	磁気ナビゲーション加算	150415810	両室ペーシング機能付き植込型除細動器移植術 (心筋電極)
150303310	経皮的中隔心筋焼灼術		
150267310	体外ペースメーキング術	150415910	両室ペーシング機能付き植込型除細動器移植術 (経静脈電極)
150140110	ペースメーカー移植術 (心筋電極)		
150140210	ペースメーカー移植術 (経静脈電極)	150347210	経皮的大動脈遮断術

メ モ 欄

147

C-7 ③ 救命等に係る内科的治療(5日間)
侵襲的な消化器治療

Step 0
事前準備

あらかじめ当該手術室などで行う手術等を整理し,コード一覧と照合

DPC調査のEFファイルに記載されているレセプト電算処理システム用コードに対して,厚生労働省が示しているコード一覧に照らし合わせて該当しているかを判断。

＊本項目に該当するコードは,次頁の表のとおり。

＊看護職員がコード一覧に存在する手術等の実施があったか,日々の判断ができるよう,**確認表**を準備しておく。また,評価対象期間において,病棟に伝わるしくみを構築する。

Step 1
毎日の評価

① 確認表との照合
実施した手術等は確認表に存在するか　　→ いいえ

↓ はい

② 評価期間
当該手術等の評価対象期間内か　　→ いいえ
＊実施当日を含めた5日間を評価の対象とする。

→ 「なし」

↓ はい

Step 2
翌月の評価

EFファイルでの確認
EFファイルに存在するか　　→ はい → 「あり」

↓ いいえ

Step 3
翌月の評価

EFファイル自体の確認
EFファイルの内容は正しいか

→ はい → 「なし」

→ いいえ → 「あり」
＊EFファイルを修正

メモ欄

● C-7-③レセプト電算処理システム用コード一覧

コード	名称	コード	名称
150336810	内視鏡的食道粘膜切除術（早期悪性腫瘍粘膜下層剥離術）	150296710	内視鏡的乳頭切開術（胆道砕石術を伴う）
150323010	内視鏡的胃，十二指腸ポリープ・粘膜切除術（早期悪性腫瘍胃粘膜）	150417510	内視鏡的乳頭切開術（胆道鏡下結石破砕術を伴う）
		150254410	内視鏡的胆道ステント留置術
150417210	内視鏡的胃，十二指腸ポリープ・粘膜切除術（早期悪性腫瘍十二指腸）	150363610	内視鏡的膵管ステント留置術
		150378510	肝悪性腫瘍ラジオ波焼灼療法（2cm以内）（その他）
150362310	内視鏡的経鼻胆管ドレナージ術（ENBD）	150378710	肝悪性腫瘍ラジオ波焼灼療法（2cmを超える）（その他）
150174910	内視鏡的胆道結石除去術（胆道砕石術を伴う）	150363910	早期悪性腫瘍大腸粘膜下層剥離術
150362510	内視鏡的胆道結石除去術（その他）	150164850	内視鏡的消化管止血術
150175310	内視鏡的胆道拡張術	150341450	内視鏡的乳頭拡張術
150175410	内視鏡的乳頭切開術（乳頭括約筋切開のみ）		

メモ欄

C-8 別に定める検査(2日間)

Step 0
事前準備
あらかじめ当該手術室などで行う検査を整理し，コード一覧と照合
DPC調査のEFファイルに記載されているレセプト電算処理システム用コードに対して，厚生労働省が示しているコード一覧に照らし合わせて該当しているかを判断。
＊本項目に該当するコードは，下掲の表のとおり。
＊看護職員がコード一覧に存在する検査の実施があったか，日々の判断ができるよう，確認表を準備しておく。また，評価対象期間において，病棟に伝わるしくみを構築する。

Step 1
毎日の評価
① 確認表との照合
　実施した検査は確認表に存在するか
　↓ はい
　　　　　　　　　　　　　　　　いいえ →
② 評価期間
　当該検査の評価対象期間内か
　＊実施当日を含めた2日間を評価の対象とする。
　　　　　　　　　　　　　　　　いいえ →　　「なし」

　↓ はい

Step 2
翌月の評価
EFファイルでの確認
　EFファイルに存在するか　　　　　はい →　「あり」

　↓ いいえ

Step 3
翌月の評価
EFファイル自体の確認　　　　　　　はい →　「なし」
　EFファイルの内容は正しいか　　　いいえ →　「あり」
　　　　　　　　　　　　　　　＊EFファイルを修正

● C-8 レセプト電算処理システム用コード一覧

コード	名称	コード	名称
160098010	経皮的針生検法	160093010	胸腔鏡検査
160219410	経皮的腎生検法	160092110	関節鏡検査（片）
160188210	EUS-FNA	160160830	関節鏡検査（両）
160093150	縦隔鏡検査	160064510	心カテ（右心）
160095010	腹腔鏡検査	160064610	心カテ（左心）

C-9 別に定める手術(6日間)

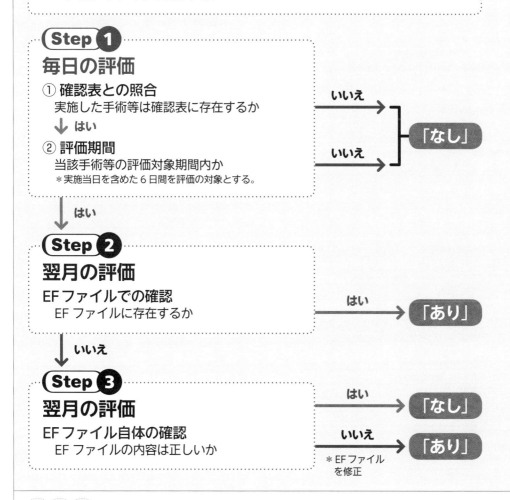

Step 0

事前準備

あらかじめ当該手術室などで行う手術等を整理し，コード一覧と照合

DPC調査のEFファイルに記載されているレセプト電算処理システム用コードに対して，厚生労働省が示しているコード一覧に照らし合わせて該当しているかを判断。

＊本項目に該当するコードは，<u>次頁からの表</u>のとおり。

＊看護職員がコード一覧に存在する手術等の実施があったか，日々の判断ができるよう，**確認表**を準備しておく。また，評価対象期間において，病棟に伝わるしくみを構築する。

Step 1

毎日の評価

① **確認表との照合**
  実施した手術等は確認表に存在するか
  ↓ はい
  → いいえ

② **評価期間**
  当該手術等の評価対象期間内か
  ＊実施当日を含めた6日間を評価の対象とする。
  → いいえ

「なし」

↓ はい

Step 2

翌月の評価

EFファイルでの確認
  EFファイルに存在するか
  → はい 「あり」

↓ いいえ

Step 3

翌月の評価

EFファイル自体の確認
  EFファイルの内容は正しいか
  → はい 「なし」
  → いいえ 「あり」
  ＊EFファイルを修正

メモ欄

● C-9 レセプト電算処理システム用コード一覧

コード	名称	コード	名称
150081710	眼窩内異物除去術（深在性）（眼窩尖端）	150058010	裂手術
150100010	後鼻孔閉鎖症手術（複雑）（骨性閉鎖）	150353010	難治性感染性偽関節手術（創外固定器）
150194210	経皮的腎盂腫瘍切除術（経皮的腎瘻造設術を含む）	150095910	中耳根治術
150345710	下顎関節突起骨折観血的手術（両側）	150102510	経上顎洞的翼突管神経切除術
150326710	腟壁裂創縫合術（分娩時を除く）（直腸裂傷を伴う）	150292110	経上顎洞的顎動脈結紮術
150394850	人工中耳植込術	150386210	内視鏡下バセドウ甲状腺全摘（亜全摘）術（両葉）
150109710	縦隔気管口形成手術	150211110	女子外性器悪性腫瘍手術（皮膚移植（筋皮弁使用））
150262410	顎関節授動術（開放授動術）	150072950	骨形成的片側椎弓切除術と髄核摘出術
150108810	喉頭狭窄症手術（前壁形成手術）	150109010	気管狭窄症手術
150154510	門脈体循環静脈吻合術（門脈圧亢進症手術）	150315210	神経交差縫合術（その他）
150047110	観血的関節固定術（股）	150345610	下顎関節突起骨折観血的手術（片側）
150093510	外耳道造設術・閉鎖症手術	150072510	脊髄硬膜切開術
150093910	上鼓室乳突洞開放術	150372610	空洞・くも膜下腔シャント術（脊髄空洞症）
150285910	造腟術（腟断端挙上）	150082610	眼窩悪性腫瘍手術
150149410	動脈血栓内膜摘出術（大動脈に及ぶ）	150392050	骨移植術（自家骨又は非生体同種骨移植と人工骨移植の併施，特殊）
150020450	象皮病根治手術（下腿）		
150114910	顎関節脱臼観血的手術	150336110	上顎骨形成術（骨移動を伴う）
150067910	鼻性頭蓋内合併症手術	150352110	観血的整復固定術（インプラント周囲骨折）（上腕）
150154430	総腸骨静脈及び股静脈血栓除去術	150121910	乳腺悪性腫瘍手術（拡大乳房切除術（郭清を併施する））
150104610	上咽頭悪性腫瘍手術	150073410	脊髄血管腫摘出術
150116810	上顎骨形成術（複雑な場合及び2次的再建の場合）	150206810	陰茎悪性腫瘍手術（陰茎全摘）
150072610	減圧脊髄切開術	150213210	腟壁悪性腫瘍手術
150046210	観血的関節制動術（股）	150274410	下顎骨折観血的手術（両側）
150047010	観血的関節固定術（肩）	150045310	観血的関節授動術（股）
150386110	内視鏡下甲状腺部分切除，腺腫摘出術（両葉）	150109810	気管形成手術（管状気管，気管移植等）（頸部から）
150268710	下顎骨形成術（再建）	150373110	網膜再建術
150344910	副咽頭間隙悪性腫瘍摘出術（経頸部）	150387610	経静脈電極抜去術（レーザーシースを用いない）
150070810	経耳的聴神経腫瘍摘出術	150404110	膀胱腸瘻閉鎖術（内視鏡によるもの）
150274310	頬骨変形治癒骨折矯正術	150029710	変形治癒骨折矯正手術（上腕）
150344250	脊椎側彎症手術（矯正術）（交換術）（胸郭変形矯正用材料使用）	150191210	肛門括約筋形成手術（組織置換）
		150191510	鎖肛手術（仙骨会陰式）
150326310	膀胱尿管逆流現象コラーゲン注入手術	150398310	仙骨神経刺激装置植込術（脊髄刺激電極を留置した場合）
150156710	リンパ節群郭清術（胸骨旁）	150398410	仙骨神経刺激装置植込術（ジェネレーターを留置した場合）
150133610	食道憩室切除術（頸部手術）		
150386310	内視鏡下副甲状腺（上皮小体）腺腫過形成手術	150246910	後部尿道形成手術
150020350	象皮病根治手術（大腿）	150096610	内リンパ囊開放術
150058210	母指化手術	150242550	経皮的僧帽弁拡張術
150119910	副甲状腺（上皮小体）悪性腫瘍手術（広汎）	150316310	口唇裂形成手術（両側）（口唇裂鼻形成を伴う）
150314310	内視鏡下椎間板摘出（切除）術（前方摘出術）	150092910	外耳道悪性腫瘍手術（悪性外耳道炎手術を含む）
150058110	裂足手術	150011510	四肢・躯幹軟部悪性腫瘍手術（肩）
150290910	デュプイトレン拘縮手術（4指以上）	150055410	足三関節固定（ランブリヌディ）手術
150353610	関節鏡下関節内骨折観血的手術（肘）	150011710	四肢・躯幹軟部悪性腫瘍手術（前腕）
150047210	観血的関節固定術（膝）	150246410	尿道悪性腫瘍摘出術（内視鏡）
150036110	先天性股関節脱臼観血的整復術	150005110	顔面神経麻痺形成手術（動的）
150277910	仙尾部奇形腫手術	150113110	口唇悪性腫瘍手術
150133010	食道異物摘出術（頸部手術）	150120610	頸部悪性腫瘍手術
150398010	脊髄刺激装置植込術（脊髄刺激電極を留置した場合）	150190710	肛門悪性腫瘍手術（切除）
150398110	脊髄刺激装置植込術（ジェネレーターを留置した場合）	150404510	腟腸瘻閉鎖術（内視鏡によるもの）
150268610	下顎骨形成術（伸長）	150404610	腟腸瘻閉鎖術（その他のもの）
150114450	鼻咽腔閉鎖術	150346410	経皮的大動脈形成術
150336210	下顎骨形成術（骨移動を伴う）	150045710	観血的関節授動術（手）
150108710	喉頭狭窄症手術（前方開大術）	150345410	嚥下機能手術（喉頭全摘術）

コード	名称	コード	名称
150099510	鼻副鼻腔悪性腫瘍手術（全摘）	150354210	肩腱板断裂手術（複雑）
150345510	顎・口蓋裂形成手術（顎裂を伴う）（両側）	150054010	切断四肢再接合術（指）
150355510	迷走神経刺激装置植込術	150035210	関節脱臼観血的整復術（肩）
150295410	眼窩骨折整復術	150364910	腎腫瘍凝固・焼灼術（冷凍凝固）
150366210	内視鏡的胎盤吻合血管レーザー焼灼術	150118410	耳下腺悪性腫瘍手術（全摘）
150344710	副咽頭間隙腫瘍摘出術（経頸部）	150118310	耳下腺悪性腫瘍手術（切除）
150011610	四肢・躯幹軟部悪性腫瘍手術（上腕）	150255010	内耳窓閉鎖術
150047910	靱帯断裂形成手術（十字靱帯）	150365410	膀胱尿管逆流症手術（治療用注入材）
150204950	陰茎形成術	150073310	脊髄腫瘍摘出術（髄内）
150108110	喉頭悪性腫瘍手術（頸部，胸部，腹部等の操作による再建を含む）	150071010	経鼻的下垂体腫瘍摘出術
150011910	四肢・躯幹軟部悪性腫瘍手術（下腿）	150035310	関節脱臼観血的整復術（股）
150063310	椎間板摘出術（側方摘出術）	150264210	経尿道的腎盂尿管腫瘍摘出術
150316410	口唇裂形成手術（両側）（鼻腔底形成を伴う）	150112210	舌悪性腫瘍手術（亜全摘）
150315310	重症痙性麻痺治療薬髄腔内持続注入用植込型ポンプ設置術	150315010	脳刺激装置植込術（両側）
		150052850	化膿性又は結核性関節炎掻爬術（肩）
150262610	頸部郭清術（両）	150109310	喉頭形成手術（筋弁転位術，軟骨転位術，軟骨除去術）
150064410	脊椎披裂手術（神経処置を伴う）	150110810	顎・口蓋裂形成手術（硬口蓋に及ぶ）
150255110	脳刺激装置植込術（片側）	150029910	変形治癒骨折矯正手術（前腕）
150348610	経肛門的内視鏡下手術（直腸腫瘍に限る）	150156410	リンパ節群郭清術（頸部）（深在性）
150072810	脊髄硬膜内神経切断術	150384410	関節鏡下股関節唇形成術
150035410	関節脱臼観血的整復術（膝）	150345310	嚥下機能手術（喉頭気管分離術）
150206710	陰茎悪性腫瘍手術（陰茎切除）	150046110	観血的関節制動術（肩）
150347310	経皮的胸部血管拡張術（先天性心疾患術後）	150354110	関節鏡下靱帯断裂形成手術（内側膝蓋大腿靱帯）
150045810	観血的関節授動術（足）	150108210	下咽頭悪性腫瘍手術（頸部，胸部，腹部等の操作による再建を含む）
150253110	小耳症手術（軟骨移植による耳介形成手術）	150110910	顎・口蓋裂形成手術（顎裂を伴う）（片側）
150353210	関節鏡下関節内骨折観血的手術（肩）	150371710	遊離皮弁術（顕微鏡下血管柄付き）（乳房再建術）
150117810	顎下腺悪性腫瘍手術	150301610	水頭症手術（脳室穿破術（神経内視鏡手術による））
150313310	関節鏡下靱帯断裂縫合術（十字靱帯）	150114210	口唇裂形成手術（片側）（鼻腔底形成を伴う）
150373710	内視鏡下鼻・副鼻腔手術5型（拡大副鼻腔手術）	150389810	直腸脱手術（経会陰）（腸管切除を伴う）
150111210	口腔底悪性腫瘍手術	150107810	喉頭悪性腫瘍手術（切除）
150116710	上顎骨形成術（単純な場合）	150316610	動脈（皮）・筋（皮）弁を用いた乳房再建術（乳房切除後）（一次的）
150211010	女子外性器悪性腫瘍手術（切除）		
150076010	神経移植術	150121810	乳腺悪性腫瘍手術（乳房切除術・胸筋切除を実施する）
150316710	動脈（皮）・筋（皮）弁を用いた乳房再建術（乳房切除後）（二次的）	150045610	観血的関節授動術（肘）
		150260050	経皮的大動脈弁拡張術
150334010	全層植皮術（200cm^{2}以上）	150045410	観血的関節授動術（膝）
150386510	乳腺悪性腫瘍手術（乳輪温存乳房切除術（腋窩部郭清を伴う））	150062910	黄色靱帯骨化症手術
		150387810	血管移植術，バイパス移植術（膝窩動脈）
150268510	下顎骨形成術（短縮）	150308710	四肢・躯幹軟部悪性腫瘍手術（躯幹）
150260150	経皮的肺動脈弁拡張術	150107910	喉頭悪性腫瘍手術（全摘）
150119810	副甲状腺（上皮小体）腺腫過形成手術（副甲状腺全摘，一部筋肉移植）	150052950	化膿性又は結核性関節炎掻爬術（股）
		150204810	尿道下裂形成手術
150322810	リンパ節群郭清術（骨盤）	150011810	四肢・躯幹軟部悪性腫瘍手術（大腿）
150049250	内反足手術	150372210	定位脳腫瘍生検術
150115210	顔面多発骨折観血的手術	150384210	関節鏡下肩関節唇形成術（腱板断裂を伴う）
150099410	鼻副鼻腔悪性腫瘍手術（切除）	150333910	全層植皮術（100cm^{2}以上200cm^{2}未満）
150384710	内視鏡下経鼻的腫瘍摘出術（頭蓋底脳腫瘍（下垂体腫瘍を除く））	150353410	関節鏡下関節内骨折観血的手術（膝）
		150266510	人工内耳植込術
150063110	椎間板摘出術（前方摘出術）	150360510	血管移植術，バイパス移植術（下腿，足部動脈）
150387510	経静脈電極抜去術（レーザーシースを用いる）	150152010	腎血管性高血圧症手術（経皮的腎血管拡張術）
150274210	鼻骨変形治癒骨折矯正術	150320610	経皮的心房中隔欠損閉鎖術
150046310	観血的関節制動術（膝）	150243210	体外式脊椎固定術
150004210	皮膚悪性腫瘍切除術（広汎切除）		

コード	名称	コード	名称
150009210	自家遊離複合組織移植術（顕微鏡下血管柄付き）	150119510	甲状腺悪性腫瘍手術（全摘及び亜全摘・頸部外側区域郭清を伴わない）
150008010	皮弁作成術，移動術，切断術，遷延皮弁術（100cm² 以上）	150413510	甲状腺悪性腫瘍手術（全摘及び亜全摘・片側頸部外側区域郭清を伴う）
150118210	耳下腺腫瘍摘出術（耳下腺深葉摘出術）		
150112110	舌悪性腫瘍手術（切除）	150413610	甲状腺悪性腫瘍手術（全摘及び亜全摘・両側頸部外側区域郭清を伴う）
150373010	緑内障手術（緑内障治療用インプラント挿入術）（プレートあり）		
		150094110	乳突削開術
150386410	乳腺悪性腫瘍手術（乳輪温存乳房切除術（腋窩部郭清を伴わない））	150043010	関節内骨折観血的手術（肘）
		150119410	甲状腺悪性腫瘍手術（切除）（頸部外側区域郭清を伴わない）
150149510	動脈血栓内膜摘出術（その他）		
150362410	超音波内視鏡下瘻孔形成術（腹腔内膿瘍）	150413410	甲状腺悪性腫瘍手術（切除）（頸部外側区域郭清を伴う）
150372310	内視鏡下脳内血腫除去術	150262710	乳腺悪性腫瘍手術（乳房部分切除術（腋窩部郭清を伴う））
150009010	筋（皮）弁術		
150371810	遊離皮弁術（顕微鏡下血管柄付き）（その他）	150337110	経皮的頸動脈ステント留置術
150053050	化膿性又は結核性関節炎掻爬術（膝）	150365710	経尿道的レーザー前立腺切除・蒸散術（ホルミウムレーザー等使用）
150354310	関節鏡下肩腱板断裂手術（複雑）		
150042610	関節内骨折観血的手術（肩）	150379610	経尿道的前立腺手術（電解質溶液利用）
150045210	観血的関節授動術（肩）	150301710	水頭症手術（シャント手術）
150285610	尿失禁手術（その他）	150314410	内視鏡下椎間板摘出（切除）術（後方摘出術）
150119310	バセドウ甲状腺全摘（亜全摘）術（両葉）	150343810	関節鏡下肩腱板断裂手術（簡単）
150197010	経尿道的尿管狭窄拡張術	150398510	鼓室形成手術（耳小骨温存術）
150120410	頸部郭清術（片）	150398610	鼓室形成手術（耳小骨再建術）
150073210	脊髄腫瘍摘出術（髄外）	150121710	乳腺悪性腫瘍手術（乳房切除術・胸筋切除を併施しない）
150384610	内視鏡下経鼻的腫瘍摘出術（下垂体腫瘍）	150373610	内視鏡下鼻・副鼻腔手術 4 型（汎副鼻腔手術）
150346510	経皮的肺動脈形成術	150063210	椎間板摘出術（後方摘出術）
150194010	経皮的尿路結石除去術（経皮的腎瘻造設術を含む）	150313710	関節鏡下靱帯断裂形成手術（十字靱帯）
150008810	動脈（皮）弁術	150392150	骨移植術（自家骨又は非生体同種骨移植と人工骨移植の併施，その他）
150006710	分層植皮術（200cm² 以上）		
150086210	角膜移植術	150316510	乳腺悪性腫瘍手術（乳房切除術（腋窩部郭清を伴わない））
150384310	関節鏡下肩関節唇形成術（腱板断裂を伴わない）	150373510	内視鏡下鼻・副鼻腔手術 3 型（選択的（複数洞）副鼻腔手術）
150322710	動脈血栓内膜摘出術（内頸動脈）		
150089410	網膜復位術	150303110	乳腺悪性腫瘍手術（乳房部分切除術（腋窩部郭清を伴わない））
150118110	耳下腺腫瘍摘出術（耳下腺浅葉摘出術）		

 メモ欄

「看護必要度」に
係る2020年度
診療報酬改定

1.「看護必要度」に関する変更

　2020（令和2）年度診療報酬改定（以下，2020年度改定ないし本改定）において，どのような点が変更となったのか，ここでは，2020年3月5日厚生労働省保険局医療課通知（令和2年3月5日保医発0305第2号「基本診療料の施設基準等及びその届出に関する手続きの取扱いについて（通知）」）をもとに，3月31日～4月30日に公表された疑義解釈や訂正通知も加味してまとめました。

1.　A・C項目の評価方法の見直し

　A項目の「専門的な治療・処置」のうち，薬剤の使用を評価するもの（①～④，⑥～⑨の8項目）およびC項目について，「一般病棟用の重症度，医療・看護必要度I」（以下，必要度I）においても，レセプト電算処理システム用コード（以下，レセコード）を用いた評価になりました。

　A項目において，評価対象になる薬剤は，レセコードの一覧（以下，コード一覧）に記載のある薬剤に限ることになりました。当該薬剤の類似薬・後発医薬品と考えられる薬剤であっても，コード一覧に記載のない薬剤は評価の対象にはならないことが，3月31日公表の疑義解釈で示されました。

2.　B項目の評価方法の見直し

　介助を評価する項目は，「患者の状態」と「介助の実施」に分けた評価とし，従来の「評価の手引き」により求められていた「根拠となる記録」を残す必要はないとされました。

3. 評価項目の見直し

次表のような変更ないし追加がなされました。

項目	改定前	改定後	変更内容
A	専門的な治療・処置⑥ 免疫抑制剤の管理	専門的な治療・処置⑥ 免疫抑制剤の管理（注射剤のみ）	内服を対象外とする。
	〈必要度 Ⅰのみ〉 救急搬送後の入院（2日間）	〈必要度 Ⅰ〉 救急搬送後の入院（5日間）	評価日数の延長。
		〈必要度 Ⅱ〉 （新設） 緊急に入院を必要とする状態（5日間）	入院日に救急医療管理加算1・2，夜間休日救急搬送医学管理料のいずれかを算定する患者を対象とする。
C	開頭手術（7日間）	開頭手術（13日間）	・評価日数の延長。 ・入院で実施される割合が9割未満の手術等を評価対象から除外。
	開胸手術（7日間）	開胸手術（12日間）	
	開腹手術（4日間）	開腹手術（7日間）	
	骨の手術（5日間）	骨の手術（11日間）	
	胸腔鏡・腹腔鏡手術（3日間）	胸腔鏡・腹腔鏡手術（5日間）	
	全身麻酔・脊椎麻酔の手術（2日間）	全身麻酔・脊椎麻酔の手術（5日間）	
	救命等に係る内科的治療（2日間）	救命等に係る内科的治療（5日間）	
		（新設）別に定める検査（2日間）	入院で実施される割合が9割以上のものを追加。
		（新設）別に定める手術（6日間）	

4. 必要度 Ⅱ の評価

「一般病棟用の重症度，医療・看護必要度 Ⅱ」（以下，必要度 Ⅱ）についての「評価の手引き」が追加され，これに基づいて評価することとなりました。

5. 判定基準の見直し

必要度 Ⅰ と必要度 Ⅱ に定められていた基準を満たす患者の条件から，「A 得点1点以上かつB 得点3点以上で，『診療・療養上の指示が通じる』または『危険行動』に該当する患者」の基準が削除されました。

6. 許可病床数400床以上の保険医療機関における必要度 Ⅱ の要件化

許可病床数 400 床以上で，一般病棟入院基本料（急性期一般入院料 1〜6 に限る）または特定機能病院入院基本料（一般病棟 7 対 1 に限る）の届出を行う保険医療機関について，必要度 Ⅱ を用いて測定することを要件とすることになりました。

［経過措置］

・2020（令和 2）年 3 月 31 日時点で，一般病棟入院基本料（急性期一般入院料 1

～6に限る）または特定機能病院入院基本料（一般病棟7対1に限る）を届け出ているものについては，2020年9月30日までの間に限り，当該基準を満たすものと見なされます。

7. 指導者研修に係る要件の見直し

　院内研修の指導者に係る要件について，「所定の（院外）研修を修了したものが行う研修であることが望ましい」との記載が削除されました。

2. 施設基準に関する変更

1. 「必要度Ⅰ評価票」または「必要度Ⅱ評価票」を用いる入院料等

次表のように変更となりました。

入院料等	改定前		改定後	
	必要度Ⅰ	必要度Ⅱ	必要度Ⅰ	必要度Ⅱ
急性期一般入院料1	30%	25%	31%	29%
急性期一般入院料2		24%	28%[*1]	26%
急性期一般入院料3		23%	25%[*1]	23%
急性期一般入院料4	27%	22%	22%	20%
急性期一般入院料5	21%	17%	20%	18%
急性期一般入院料6	15%	12%	18%	15%
7対1入院基本料（特定機能病院入院基本料（一般病棟に限る））	28%	23%		28%
7対1入院基本料（専門病院入院基本料）	28%	23%	30%	28%
7対1入院基本料（結核病棟入院基本料）	11%	9%	11%（変更なし）	9%（変更なし）
地域包括ケア病棟入院料1～4，地域包括ケア入院医療管理料1～4，特定一般病棟入院料（地域包括ケア入院医療管理が行われた場合）	10%	8%	14%	11%
総合入院体制加算1・2	35%	30%	35%（変更なし）	33%
総合入院体制加算3	32%	27%	32%（変更なし）	30%
看護必要度加算1（10対1入院基本料（特定機能病院入院基本料（一般病棟），専門病院入院基本料））	27%	22%	22%	20%
看護必要度加算2（10対1入院基本料（特定機能病院入院基本料（一般病棟），専門病院入院基本料））	21%	17%	20%	18%
看護必要度加算3（10対1入院基本料（特定機能病院入院基本料（一般病棟），専門病院入院基本料））	15%	12%	18%	15%
急性期看護補助体制加算（急性期一般入院料7，10対1入院基本料（特定機能病院入院基本料（一般病棟），専門病院入院基本料））	7%	6%	7%（変更なし）	6%（変更なし）
看護職員夜間配置加算（急性期一般入院料7，10対1入院基本料（特定機能病院入院基本料（一般病棟），専門病院入院基本料））				
看護職員夜間配置加算（地域包括ケア病棟入院料の「注7」[*2]）	30%		30%（変更なし）	
看護補助加算1（地域一般入院料1・2，13対1入院基本料）	6%	5%	6%（変更なし）	5%（変更なし）

*1 急性期一般入院料2・3について，必要度Ⅰを用いた測定も可能になりました。
*2 「別に厚生労働大臣が定める施設基準に適合しているものとして地方厚生局長等に届け出た病棟又は病室に入院している患者については，看護職員配置加算として，1日（厚生労働大臣が定める日を除く）につき65点を所定点数に加算する。」

[経過措置]

・2020（令和 2）年 3 月 31 日時点で，急性期一般入院料 7，地域一般入院料 1，特定機能病院入院基本料（7 対 1 結核病棟，10 対 1 一般病棟），専門病院入院基本料（10 対 1），脳卒中ケアユニット入院医療管理料，一般病棟看護必要度評価加算の届出を行っている病棟については，2020 年 9 月 30 日までの間に限り，2020 年度改定前の一般病棟用の重症度，医療・看護必要度 Ⅰ または Ⅱ に係る評価票（以下，必要度 Ⅰ 評価票，必要度 Ⅱ 評価票）を用いて評価をしてもよいことになりました。

・2020 年 3 月 31 日時点で，急性期一般入院基本料（急性期一般入院料 1 ～ 3・5・6），7 対 1 入院基本料（結核，特定（一般病棟），専門），看護必要度加算（特定，専門），総合入院体制加算，急性期看護補助体制加算，看護職員夜間配置加算，看護補助加算 1 を算定している病棟または病室については，2020 年 9 月 30 日までの間に限り，「重症度，医療・看護必要度」に係る施設基準を満たしているものと見なされます。ただし，遅くとも 2020 年 7 月 1 日から，改定後の評価票を用いた評価を行う必要があります。

・2020 年 3 月 31 日現在において，急性期一般入院料 4 の届出を行っている病棟については，2021（令和 3）年 3 月 31 日までの間に限り，「看護必要度」に係る施設基準を満たしているものと見なされます。ただし，遅くとも 2021 年 1 月 1 日から，改定後の評価票を用いた測定を行う必要があります。

・許可病床数が 200 床未満の保険医療機関であって，2020 年 3 月 31 日現在において現に急性期一般入院料 1 ～ 4 の届出を行っている病棟について，急性期一般入院料 2 ～ 4 の基準を満たす患者の割合が，2022（令和 4）年 3 月 31 日までの間に限り，次表のとおり，それぞれ 2% 緩和されます。

入院料等	2020 年 3 月 31 日現在において届け出ている入院料等	割合要件	
		必要度 Ⅰ	必要度 Ⅱ
急性期一般入院料 2	急性期一般入院料 1・2	26%	24%
急性期一般入院料 3	急性期一般入院料 1 ～ 3	23%	21%
急性期一般入院料 3	急性期一般入院料 4	20%	18%

2. 特定集中治療室用の評価票を用いる入院料

施設基準に関する変更はありませんでした。

[経過措置]

・2020（令和 2）年 3 月 31 日時点で，救命救急入院料，特定集中治療室管理料の届出を行っている病棟については，2020 年 9 月 30 日までの間に限り，2020 年度改定前の特定集中治療室用の重症度，医療・看護必要度に係る評価票（以下，ICU 評価票）を用いて評価をしてもよいことになりました。

3. ハイケアユニット用の評価票を用い用いる入院料

施設基準に関する変更はありませんでした。

[経過措置]

・2020（令和 2）年 3 月 31 日時点で，ハイケアユニット入院医療管理料の届出を行っている病棟については，2020 年 9 月 30 日までの間に限り，2020 年度改定前のハイケアユニット用の重症度，医療・看護必要度に係る評価票（以下，HCU 評価票）を用いて評価をしてもよいことになります。

4. 回復期リハビリテーション病棟入院料

入院時および退院時の患者の日常生活動作（以下，ADL）の評価については，日常生活機能評価を機能的自立度評価法（functional independence measure；FIM）に置き換えてもよいことになりました。

3. 改定後の評価方法

本改定により，次のように評価されることになりました。

1. 入院基本料・特定入院料

入院基本料・特定入院料の種類			測定に用いる評価票・評価項目	基準を満たす患者
一般病棟入院基本料	急性期一般入院基本料	急性期一般入院料1	・許可病床数400床以上の保険医療機関 →必要度Ⅱ評価票 ・許可病床数400床未満の保険医療機関 →必要度Ⅰまたは必要度Ⅱ評価票	次のいずれかに該当： ① A得点2点以上かつ 　B得点3点以上 ② A得点3点以上 ③ C得点1点以上
		急性期一般入院料2		
		急性期一般入院料3		
		急性期一般入院料4		
		急性期一般入院料5		
		急性期一般入院料6		
		急性期一般入院料7	必要度Ⅰまたは必要度Ⅱ評価票	
	地域一般入院基本料	地域一般入院料1		
結核病棟入院基本料	7対1入院基本料		必要度Ⅰまたは必要度Ⅱ評価票	
特定機能病院入院基本料	7対1入院基本料（一般病棟）		必要度Ⅱ評価票	
	7対1入院基本料（結核病棟）		必要度Ⅰまたは必要度Ⅱ評価票	
	10対1入院基本料（一般病棟）			
	看護必要度加算1～3（10対1入院基本料（一般病棟））			
	一般病棟看護必要度評価加算（10対1入院基本料（一般病棟））			
専門病院入院基本料	7対1入院基本料		必要度Ⅰまたは必要度Ⅱ評価票	
	10対1入院基本料			
	看護必要度加算1～3（10対1入院基本料，13対1入院基本料）			
	一般病棟看護必要度評価加算（10対1入院基本料，13対1入院基本料）			
特定一般病棟入院料	一般病棟看護必要度評価加算		必要度Ⅰまたは必要度Ⅱ評価票	
	「注7」（必要があって地域包括ケア入院医療管理が行われた場合）		必要度Ⅰまたは必要度Ⅱ評価票（A項目・C項目）	次のいずれかに該当： ① A得点1点以上 ② C得点1点以上
救命救急入院料	救命救急入院料1～4		ICU評価票	A得点4点以上かつB得点3点以上
特定集中治療室管理料	特定集中治療室管理料1～4			
ハイケアユニット入院医療管理料	ハイケアユニット入院医療管理料1・2		HCU評価票	A得点3点以上かつB得点4点以上
脳卒中ケアユニット入院医療管理料	脳卒中ケアユニット入院医療管理料		必要度Ⅰまたは必要度Ⅱ評価票	次のいずれかに該当： ① A得点2点以上かつ 　B得点3点以上 ② A得点3点以上 ③ C得点1点以上
回復期リハビリテーション病棟入院料	回復期リハビリテーション病棟入院料1～6		日常生活機能評価票（FIMによる評価の場合を除く）	10点以上
地域包括ケア病棟入院料	地域包括ケア病棟入院料1～4		必要度Ⅰまたは必要度Ⅱ評価票（A項目・C項目）	次のいずれかに該当： ① A得点1点以上 ② C得点1点以上
	地域包括ケア入院医療管理料1～4			

2. 入院基本料等加算

入院基本料等加算の種類	測定に用いる評価票・評価項目	基準を満たす患者
総合入院体制加算 （一般病棟入院基本料，特定一般病棟入院料 1・2）	必要度 Ⅰ または必要度 Ⅱ 評価票	次のいずれかに該当： ① A 得点 2 点以上 ② C 得点 1 点以上
急性期看護補助体制加算 （急性期一般入院基本料，特定機能病院入院基本料（一般病棟）の 7 対 1 または 10 対 1），専門病院入院基本料（7 対 1 または 10 対 1）		次のいずれかに該当： ① A 得点 2 点以上かつ 　B 得点 3 点以上 ② A 得点 3 点以上 ③ C 得点 1 点以上
看護補助加算　看護補助加算 1 （地域一般入院料 1・2，13 対 1 入院基本料）		
看護職員夜間配置加算　急性期一般入院基本料，特定機能病院入院基本料（一般病棟）の 7 対 1 または 10 対 1，専門病院入院基本料（7 対 1 または 10 対 1）		
地域包括ケア病棟入院料	必要度 Ⅰ 評価票 （B 項目のうち，「診療・療養上の指示が通じる」と「危険行動」）	「診療・療養上の指示が通じる」または「危険行動」のいずれかに該当

3. Hファイル

評価項目の変更に伴い，該当する部分について，仕様変更がありました。

該当箇所		変更内容
コード	ペイロード種別	
ASS0010	必要度 Ⅰ 評価票 「A　モニタリング及び処置等」	コードを ASS0011 に変更する。また，ペイロード番号 7 において，「専門的な治療・処置」の①～⑪について 11 桁の数字で作成していたものを，⑤，⑩，⑪に関して 3 桁の数字で作成。
ASS0020	必要度 Ⅰ・Ⅱ 評価票 「B　患者の状況等」	コードをそれぞれ ASS0021，ASS0051，ASS0071 に変更する。また，B 項目の 7 項目はペイロード番号 1～7 で作成していたが，一部の項目を「患者の状態」と「介助の実施」に分けて評価することになったため，ペイロード番号 1～11 で作成。
ASS0050	ICU 評価票 「B　患者の状況等」	
ASS0070	HCU 評価票 「B　患者の状況等」	
ASS0030	必要度 Ⅰ 評価票 「C　手術等の医学的状況」	削除。

［経過措置］

・「看護必要度」の測定方法における経過措置期間中は，旧評価票（コード：ASS0010，ASS0020，ASS0030，ASS0050，ASS0070）で作成して問題ありません。また，月途中で旧評価票から新評価票への切り替えはできません。

● Part 3 引用・参考文献
・看護 Wise Clipper：運営者からのお知らせ「令和 2 年度（2020 年度）診療報酬改定における重症度，医療・看護必要度関連の変更について（訂正）」.
〈http://Innai-kango.wiseclipper.jp/files/report20200401.pdf〉[2020.5.11]

補遺

日常生活機能評価について

回復期リハビリテーション病棟の評価に用いられる「日常生活機能評価票」は，13項目のうち7項目がB項目と共通しますが，2020（令和2）年度診療報酬改定では，全項目について変更されませんでした。

　ここでは，2020年3月5日厚生労働省保険局医療課通知（令和2年3月5日保医発0305第2号「基本診療料の施設基準等及びその届出に関する手続きの取り扱いについて（通知）」別添6別紙21）をもとに，本評価票に関する事項をまとめます。

（令和2年3月5日保医発0305第2号別添6）
別紙21

日常生活機能評価票

患者の状況	得点		
	0点	1点	2点
床上安静の指示	なし	あり	
どちらかの手を胸元まで持ち上げられる	できる	できない	
寝返り*	できる	何かにつかまればできる	できない
起き上がり	できる	できない	
座位保持	できる	支えがあればできる	できない
移乗*	介助なし	一部介助	全介助
移動方法	介助を要しない移動	介助を要する移動（搬送を含む）	
口腔清潔*	介助なし	介助あり	
食事摂取*	介助なし	一部介助	全介助
衣服の着脱*	介助なし	一部介助	全介助
他者への意思の伝達	できる	できる時とできない時がある	できない
診療・療養上の指示が通じる*	はい	いいえ	
危険行動*	ない	ある	
合計得点			点

※ 得点：0〜19点
※ 得点が低いほど，生活自立度が高い。

＊はB項目と共通であるが，2020年度改定では，「移乗」「口腔清潔」「食事摂取」「衣服の着脱」の4項目に関しては，評価方法がB項目と異なる。

1. 評価における前提

判断要素	判断基準
評価の対象	回復期リハビリテーション病棟入院料を届け出ている病棟に入院している患者であり，産科患者，15歳未満の小児患者，短期滞在手術等基本料を算定する患者及びDPC対象病院において短期滞在手術等基本料2又は3の対象となる手術，検査又は放射線治療を行った患者（入院した日から起算して5日までに退院した患者に限る。）は評価の対象としない。
評価日及び評価項目	日常生活機能評価について，入院時と退院時又は転院時に評価を行うこと。
評価対象時間	0時から24時の24時間であり，重複や空白を生じさせないこと。
対象の処置・介助等	義手・義足・コルセット等の装具を使用している場合には，装具を装着した後の状態に基づいて評価を行う。 評価時間帯のうちに状態が変わった場合には，自立度の低い方の状態をもとに評価を行う。 医師により当該動作が制限されていることが明確である場合には，「できない」又は「全介助」とする。この場合，医師の指示に係る記録があること。 当該動作が制限されていない場合には，可能であれば動作を促し，観察した結果を評価すること。動作の確認をしなかった場合には，通常，介助が必要な場合であっても「できる」又は「介助なし」とする。 ただし，動作が禁止されているにもかかわらず，患者が無断で当該動作を行ってしまった場合には，「できる」又は「介助なし」とする。

判断要素	判断基準
評価者	評価は，院内研修を受けた者が行うこと。院内研修の指導者は，関係機関あるいは評価に習熟した者が行う指導者研修を概ね2年以内に受けていることが望ましい。
評価の判断	項目ごとの選択肢の判断基準等に従って実施すること。独自に定めた判断基準により評価してはならない。 評価は，観察と記録に基づいて行い，推測は行わないこと。
評価の根拠	日常生活機能評価に係る患者の状態については，看護職員，理学療法士等によって記録されていること。

2. 評価のフローチャート

●日常生活機能評価のフローチャート

Step 1

記録の有無の確認

①記録　・医師による指示書等
　　　　・患者の状態およびこ
　　　　　れに基づく介助の実
　　　　　施内容

②**評価時間帯**
　→当日の患者の状況等に関す
　　る記録に基づいて評価。複
　　数の状態の記録がある場合
　　は自立の低い方を評価

ない → 「できる」または「介助なし」

↓ **ある**

Step 2

動作制限の有無の確認

・医師による指示書
　（クリニカルパスを含む）

ある → 「できない」または「全介助」

↓ **ない**

Step 3

1人でできるか・どのような介助を行ったか

による評価

＊（可能であれば動作を促して）観察した
　結果をもとに評価。

┄┄→ 「できる」または「介助なし」

┄┄→ 「一部介助」

┄┄→ 「できない」または「全介助」

《共通事項》

1. 義手・義足・コルセット等の装具を使用している場合には，装具を装着した後の状態に基づいて評価を行います。

2. 評価時間帯のうちに状態が変わった場合には，自立度の低い方の状態をもとに評価を行います。

3. 医師の指示によって，当該動作が制限されていることが明確である場合には，「できない」または「全介助」とします。この場合，医師の指示に係る記録が必要です。

4. 当該動作が制限されていない場合には，可能であれば動作を促し，観察した結果を評価します。動作の確認をしなかった場合には，通常，介助が必要な状態であっても「できる」または「介助なし」とします。

5. ただし，動作が禁止されているにもかかわらず，患者が無断で当該動作を行ってしまった場合には「できる」または「介助なし」とします。

床上安静の指示

項目の定義 医師の指示書やクリニカルパス等に，床上安静の指示が記録されているかどうかを評価する項目である。『床上安静の指示』は，ベッドから離れることが許可されていないことである。

Step 1

記録の有無の確認

①記録　・医師による指示書が必要

②評価時間帯
→ 24 時間の記録に基づいて評価

ない → 「なし」

ある ↓

Step 2

動作制限の有無の確認

・医師による指示書（クリニカルパスを含む）

⋯⋯> 「なし」

▷医師による指示書やクリニカルパス等に，床上安静の指示の記録がない。

＊「ベッド上安静，ただし，ポータブルトイレのみ可」など，日常生活上，部分的にでもベッドから離れることが許可されている指示は「床上安静の指示」と見なさない。

⋯⋯> 「あり」

▷医師による指示書やクリニカルパス等に，床上安静の指示の記録がある。

▷記録上「床上安静」という語句が使用されていなくても，「ベッド上フリー」「ベッド上ヘッドアップ 30 度まで可」など，ベッドから離れることが許可されていないことを意味する語句が指示内容として記録されている。

＊「床上安静の指示」の患者でも，車椅子，ストレッチャー等で検査，治療，リハビリテーション等に出棟する場合があるが，日常生活上は「床上安静の指示」であるため **「あり」** とする。

 メ モ 欄

どちらかの手を胸元まで持ち上げられる

(項目の定義) 『どちらかの手を胸元まで持ち上げられる』は，患者自身で自分の手を胸元まで持っていくことができるかどうかを評価する項目である。ここでいう「胸元」とは，首の下くらいまでと定め，「手」とは手関節から先と定める。座位，臥位等の体位は問わない。

Step 1
記録の有無の確認
①記録　・医師による指示書
　　　　・患者の状態およびこれに基づく介助の実施内容

②評価時間帯
　→ 24 時間の記録に基づいて評価

ない → 「できる」

↓ **ある**

Step 2
動作制限の有無の確認
・医師による指示書

ある → 「できない」

▶上肢の安静・ギプス固定等の制限があり，自ら動かない，動かすことができない。

↓ **ない**

Step 3
1人でできるか・どのような介助を行ったか
による評価

＊（可能であれば動作を促して）観察した結果をもとに評価。

┈┈> 「できる」

▶いずれか一方の手を介助なしに胸元まで持ち上げられる。
▶座位ではできなくても，臥位ではできる。

┈┈> 「できない」

▶関節拘縮により，もともと胸元に手がある。
▶不随意運動等により手が偶然胸元まで上がったことが観察された。
▶関節可動域が制限されているために介助しても持ち上げられない。

(メ モ 欄)

寝返り*

項目の定義 寝返りが自分1人でできるかどうか，あるいはベッド柵，ひも，バー，サイドレール等の何かにつかまればできるかどうかを評価する項目である。ここでいう『寝返り』とは，仰臥位から（左右どちらかの）側臥位になる動作である。

Step 1

記録の有無の確認

①記録　・医師による指示書
　　　　・患者の状態およびこれに基づく介助の実施内容

②評価時間帯
　→ 24時間の記録に基づいて評価

ない → 「できる」

↓ **ある**

Step 2

動作制限の有無の確認

・医師による指示書

ある → 「できない」
　▶医師の指示により，寝返りを制限されていた場合。

↓ **ない**

Step 3

1人でできるか・どのような介助を行ったか
による評価

* （可能であれば動作を促して）観察した結果をもとに評価。

‥‥▷ 「できる」
　▶何にもつかまらず，寝返り（片側だけでよい）が1人でできる。

‥‥▷ 「何かにつかまればできる」
　▶何かにつかまれば1人で寝返りができる（ベッド柵，ひも，バー，サイドレール等）。
　▶看護職員等が事前に環境を整えておくことによって1人で寝返りができる。

‥‥▷ 「できない」
　▶寝返りに何らかの介助が必要（介助なしでは1人で寝返りができないなど）。
　▶介助を看護職員等が行っている（寝返りの際に，ベッド柵に患者の手をつかまらせるなど）。

 メ モ 欄

起き上がり

項目の定義 起き上がりが自分1人でできるかどうか，あるいはベッド柵，ひも，バー，サイドレール等，何かにつかまればできるかどうかを評価する項目である。ここでいう『起き上がり』とは，寝た状態（仰臥位）から上半身を起こす動作である。

Step 1
記録の有無の確認

①記録　・医師による指示書
　　　　・患者の状態およびこれに基づく介助の実施内容

→ **ない** → 「できる」

②評価時間帯
　→ 24 時間の記録に基づいて評価

↓ **ある**

Step 2
動作制限の有無の確認

・医師による指示書

→ **ある** → 「できない」

▶医師の指示により，起き上がりを制限されていた場合。

↓ **ない**

Step 3
1人でできるか・どのような介助を行ったか
による評価

＊（可能であれば動作を促して）観察した結果をもとに評価。
＊自力で起き上がるための補助具の準備，環境整備等は，介助に含まれない。

···▶ 「できる」

▶1人で起き上がることができる。
▶ベッド柵，ひも，バー，サイドレール等につかまれば起き上がることが可能。
▶電動ベッドを自分1人で操作して起き上がることができる。
▶起き上がる動作に時間がかかっても，補助具等を使って自力で起き上がることができる。

···▶ 「できない」

▶起き上がりに何らかの介助が必要（介助なしでは1人で起き上がることができないなど）。
▶途中まで自分1人でできても最後の部分に介助が必要。

メ　モ　欄

座位保持

項目の定義 座位の状態を保持できるかどうかを評価する項目である。ここでいう『座位保持』とは，上半身を起こして座位の状態を保持することである。「支え」とは，椅子・車椅子・ベッド等の背もたれ，患者自身の手による支持，あるいは他の座位保持装置等をいう。

Step 1

記録の有無の確認

①記録　・医師による指示書
　　　　・患者の状態およびこれに基づく介助の実施内容

→ **ない** → 「できる」

②評価時間帯
　→ 24 時間の記録に基づいて評価

↓ **ある**

Step 2

動作制限の有無の確認

・医師による指示書

→ **ある** → 「できない」

● 医師の指示により，起き上がり，座位保持を制限されていた場合。

↓ **ない**

Step 3

1人でできるか・どのような介助を行ったか

による評価

* （可能であれば動作を促して）観察した結果をもとに評価。
* 寝た状態（仰臥位）から座位に至るまでの介助の有無は関係ない。
* 尖足・亀背等の身体の状況にかかわらず，「座位がとれるか」についてのみ判断する。
* ベッド等の背もたれによる「支え」は，背あげ角度がおよそ 60 度以上を目安とする。

→ 「できる」

● 支えなしで座位が保持できる。

→ 「支えがあればできる」

● 支えがあれば座位が保持できる。
● ベッド，車椅子等を背もたれとして座位を保持している。

→ 「できない」

● 支えがあったり，ベルト等で固定しても座位が保持できない。

メ　モ　欄

移乗*

項目の定義 移乗時の介助の状況を評価する項目である。ここでいう『移乗』とは，「ベッドから車椅子へ」「ベッドからストレッチャーへ」「車椅子からポータブルトイレへ」等，乗り移ることである。

Step ❶
記録の有無の確認
①記録　・医師による指示書
　　　　・患者の状態およびこれに基づく介助の実施内容
②評価時間帯
　　→ 24 時間の記録に基づいて評価

ない →「介助なし」

↓ **ある**

Step ❷
動作制限の有無の確認
・医師による指示書

ある →「全介助」
▶医師の指示により，自力での移乗を制限されていた場合。
＊床上安静の指示は移乗の制限に含めない。

↓ **ない**

Step ❸
実施した介助の内容
による評価
＊「乗ることのできる何か」から「乗ることのできる何か」へ歩行を介さず直接的に乗り移る行為を評価。

→「介助なし」
▶介助なしで移乗できる。
▶這って動いても，移乗が 1 人でできる。
▶移乗が制限されていないにもかかわらず，看護職員等が移乗を行わなかった場合。

→「一部介助」
▶患者の心身の状態等の理由から，事故等がないように見守る場合。
▶1 人では移乗ができないため他者が手を添える，体幹を支えるなどの一部介助が行われている場合。
▶車椅子等への移乗の際に，立つ，向きを変える，数歩動くなどに対して，患者自身も行い（力が出せており），看護職員等が介助を行っている場合。

→「全介助」
▶1 人では移乗が全くできないために，他者が抱える，運ぶなどの全面的に介助が行われている場合。
▶患者が 1 人では動けず，スライド式の移乗用補助具を使用する場合。

移動方法

項目の定義 『移動方法』は，ある場所から別の場所へ移る場合の方法を評価する項目である。
（留意点）この項目は患者の能力を評価するのではなく，移動方法を選択するものである。

Step ①

記録の有無の確認

①記録　・医師による指示書
　　　　・患者の状態およびこれに基づく介助の実施内容

②評価時間帯
　→ 24 時間の記録に基づいて評価

ない →「介助を要しない移動」

↓ **ある**

Step ②

動作制限の有無の確認

・医師による指示書

ある →「介助を要する移動（搬送を含む）」

＊床上安静の指示は移動方法の制限と評価する。

↓ **ない**

Step ③

実施した介助の内容

による評価

⋯▶「介助を要しない移動」

▶杖や歩行器等を使用せずに自力で歩行する場合。
▶杖，手すり，歩行器等につかまって歩行する場合。
▶車椅子を自力で操作して，自力で移動する場合。

⋯▶「介助を要する移動（搬送を含む）」

▶搬送（車椅子，ストレッチャー等）を含み，介助によって移動する場合。
▶本人が疲れているからと，自力走行を拒否し，車椅子介助で移動した場合。

メ　モ　欄

口腔清潔 *

項目の定義) 口腔内を清潔にするための一連の行為が1人でできるかどうか，あるいは看護職員等が見守りや介助を行っているかどうかを評価する項目である。一連の行為とは，歯ブラシやうがい用の水等を用意する，歯磨き粉を歯ブラシにつける等の準備，歯磨き中の見守りや指示，磨き残しの確認等も含む。口腔清潔に際して，車椅子に移乗する，洗面所まで移動する等の行為は，口腔清潔に関する一連の行為には含まれない。

Step 1

記録の有無の確認

①記録　・医師による指示書
　　　　・患者の状態およびこれに基づく介助の実施内容

　→ **ない** → 「介助なし」

②評価時間帯
　→ 24時間の記録に基づいて評価

↓ **ある**

Step 2

動作制限の有無の確認

・医師による指示書

→ **ある** → 「介助あり」

▶医師の指示により口腔清潔が制限されていた場合。

↓ **ない**

Step 3

実施した介助の内容
による評価

＊口腔内の清潔には，「歯磨き，うがい，口腔内清拭，舌のケア等の介助から義歯の手入れ，挿管中の吸引による口腔洗浄，ポビドンヨード剤等の薬剤による洗浄」も含まれる。

＊舌や口腔内の硼砂グリセリンの塗布，口腔内吸引のみは口腔清潔に含まない。

＊歯がない場合は，うがいや義歯の清潔等，口腔内の清潔に関する類似の行為が行われているかどうかに基づいて判断する。

⋯⋯▶ 「介助なし」
▶口腔清潔に関する一連の行為全てが1人でできる。
▶口腔清潔が制限されていないにもかかわらず，看護職員等が口腔清潔を行わなかった場合。

⋯⋯▶ 「介助あり」
▶口腔清潔に関する一連の行為のうち部分的，あるいは全てに介助が行われている場合。
▶患者の心身の状態等の理由から見守りや指示が必要な場合。

メ モ 欄

食事摂取 *

項目の定義 食事介助の状況を評価する項目である。ここでいう食事摂取とは，経口栄養，経管栄養を含み，朝食，昼食，夕食，補食等，個々の食事単位で評価を行う。中心静脈栄養は含まれない。食事摂取の介助は，患者が食事を摂るための介助，患者に応じた食事環境を整える食卓上の介助をいう。厨房での調理，配膳，後片付け，食べこぼしの掃除，車椅子への移乗の介助，エプロンをかける等は含まれない。
（留意点）食事の種類は問わず，一般（普通）食，プリン等の経口訓練食，水分補給食，経管栄養すべてをさし，摂取量は問わない。服薬による飲水は水分補給食とはならない。

Step 1

記録の有無の確認

①記録　・医師による指示書
　　　　・患者の状態およびこれに基づく介助の実施内容

②評価時間帯
　→ 24 時間の記録に基づいて評価

ない → 「介助なし」

ある

Step 2

食止めや絶食の指示の確認

・医師による指示書

ある → 「介助なし」
　▶食止めや絶食となっている場合は，介助は発生しない。

ない

→ 「介助なし」
　▶介助・見守りなしに 1 人で食事が摂取できる。
　＊箸やスプーンのほかに，自助具等を使用する場合も含む。
　▶セッティングしても患者が食事摂取を拒否した場合。
　▶経管栄養の場合で患者が自立して 1 人で行った場合。

Step 3

実施した介助の内容
による評価

＊家族が行った行為，食欲の観察は含まない。
＊経口栄養と経管栄養のいずれも行っている場合は，「自立度の低い方」で評価。
＊訓練であっても評価の対象であるが，食物等を全く摂取しない場合は，評価の対象には含めない。

→ 「一部介助」
　▶必要に応じて，食事摂取の行為の一部を介助する場合。
　▶食卓で食べやすいように配慮する行為（小さく切る，ほぐす，皮をむく，魚の骨をとる，蓋をはずすなど）が行われている場合。
　▶患者の心身の状態等の理由から「見守り」や「指示」が必要な場合。
　▶看護職員等が，パンの袋切り，食事の温め，果物の皮むき，卵の殻むきなどを行う場合。
　▶経管栄養の場合で部分的に看護職員等が介助している場合。

→ 「全介助」
　▶1 人では全く食べることができず全面的に介助されている場合。
　▶食事開始から終了までに全てに介助を要した場合。
　▶経管栄養の場合で全面的に看護職員等が行っている場合。

衣服の着脱*

項目の定義 衣服の着脱を看護職員等が介助する状況を評価する項目である。衣服とは，患者が日常生活上必要とし着用しているものをいう。パジャマの上衣，ズボン，寝衣，パンツ，オムツ等を含む。

（留意点）衣服の着脱に要する時間の長さは判断には関係しない。また，通常は自分1人で衣服の着脱をしているが，点滴が入っているために介助を要している場合は，その介助の状況で評価する。靴や帽子は，衣服の着脱の評価に含めない。

Step 1

記録の有無の確認

①記録　・医師による指示書
　　　　・患者の状態およびこれに基づく介助の実施内容

②評価時間帯
　→ 24 時間の記録に基づいて評価

ない → 「介助なし」

↓ **ある**

Step 2

動作制限の有無の確認

・医師による指示書

ある → 「全介助」

→ 「介助なし」
- 介助なしに1人で衣服を着たり脱いだりしている。
  ＊自助具等を使って1人で行っている場合も含む。
- 当日，衣服の着脱の介助が発生しなかった場合。

↓ **ない**

Step 3

実施した介助の内容

による評価

→ 「一部介助」
- 衣服の着脱に一部介助が行われている場合。
- 途中までは自分1人で行っているが，最後に看護職員等がズボン・パンツ等を上げている場合など。
- 看護職員等が手を出して介助はしていないが，患者の心身の状態等の理由から転倒の防止等のために，見守りや指示が行われている場合など。

→ 「全介助」
- 衣服の着脱の行為全てに介助が行われている場合。
- 患者自身が，介助を容易にするために腕を上げる，足を上げる，腰を上げるなどの行為を行っても，着脱行為そのものを患者が行わず，看護職員等が全て介助した場合。

他者への意思の伝達

（項目の定義） 患者が他者に何らかの意思伝達ができるかどうかを評価する項目である。背景疾患や伝達できる内容は問わない。

Step 1

記録の有無の確認

① 記録 ・意思伝達にかかわる記録

② 評価時間帯
→ 24 時間の記録に基づいて評価

ない → 「できる」

ある ↓

Step 3

1 人でできるか
による評価

····> 「できる」
- ▶ 常時，誰にでも確実に意思の伝達をしている。
- ▶ 筆談・ジェスチャー等で意思伝達を図ることができる。

····> 「できる時とできない時がある」
- ▶ 患者が家族等の他者に対して意思の伝達ができるが，その内容や状況等によって，できる時とできない時がある場合。
- ▶ 家族には通じるが，看護職員等に通じない場合。

····> 「できない」
- ▶ どのような手段を用いても意思の伝達ができない。
- ▶ 重度の認知症や意識障害によって自発的な意思の伝達ができない場合。
- ▶ 意思の伝達ができるか否かを判断できない場合など。

（メ）（モ）（欄）

診療・療養上の指示が通じる *

（項目の定義） 指示内容や背景疾患は問わず，診療・療養上の指示に対して，指示通りに実行できるかどうかを評価する項目である。

（留意点）精神科領域・意識障害等の有無等，背景疾患は問わない。指示の内容は問わないが，あくまでも診療・療養上で必要な指示であり，評価当日の指示であること，およびその指示が適切に行われた状態で評価することを前提とする。

Step ①

記録の有無の確認

①記録 ・指示の内容およびこれに基づく患者の行動の記録

②評価時間帯
→ 24 時間の記録に基づいて評価

ない → 「はい」

↓ **ある**

Step ②

実施した状況による評価

・指示内容は診療・療養上で必要な指示であったか

・その指示が適切に行われたか

いずれか該当しない → 「はい」

▶評価の前提に合致しない。

↓ **該当する**

Step ③

1人でできるか
による評価

＊医師，看護職員，薬剤師，理学療法士等による指示とその行動に対する記録が評価の対象になる。

⋯⋯> 「はい」

▶診療・療養上の指示に対して，指示通りの行動が常に行われている。

⋯⋯> 「いいえ」

▶診療・療養上の指示に対して，指示通りでない行動が1回でも見られた場合。

▶医師や看護職員等の話を理解したように見えても，意識障害等により指示を理解できない場合や，自分なりの解釈を行って結果的に診療・療養上の指示から外れた行動をした場合。

メ モ 欄

危険行動*

項目の定義　患者の危険行動の有無を評価する項目である。ここでいう「危険行動」は，「治療・検査中のチューブ類・点滴ルート等の自己抜去，転倒・転落，自傷行為」の発生または「そのまま放置すれば危険行動に至ると判断する行動」（以下，危険行動等）を過去1週間以内の評価対象期間に看護職員等が確認した場合をいう。

Step 1

記録の有無の確認

①記録　　・危険行動等の事実およびその対策の実施記録

②評価時間帯
　→過去1週間の記録に基づいて評価*
　＊評価対象期間内の記録が看護職員等によって記載されたものであれば，当該医療機関以外，当該病棟以外の記録であっても評価に含む。

ない → 「ない」

↓ **ある**

Step 2

実施した状況による評価

①過去1週間以内に，対策がもたれている上で危険行動等が発生した。
②評価当日に，当該医療機関，当該病棟において，当該患者に対して，当該危険行動等の対策がもたれている。

ない → 「ない」

↓ **ある**

Step 3

実施した介助の内容 による評価

留意点
1. 認知症等の有無は判断の基準としない。
2. 日常生活動作能力の低下等の危険行動等を起こす疾患・原因等の背景は判断の基準としない。
3. 行動の持続時間等の程度は判断の基準としない。
4. 他医療機関からの転院，他病棟からの転棟の際は，看護職員等が記載した記録物により評価対象期間内の「危険行動」が確認できる場合は，評価の対象に含める。
　＊病室での喫煙や大声を出す・暴力を振るうなどの，いわゆる迷惑行為は，この項目での定義における「危険行動」には含めない。

評価の前提となる要件
① 「自己抜去」「転倒・転落」「自傷行為」のいずれかの「危険行動」の発生および「そのまま放置すれば前述の危険行動に至ると判断する行動」（危険行動等）が，<u>対策がもたれている上で発生した。</u>
② 当該病棟において当該危険行動等を防止できると考えられる<u>対策がもたれている。</u>

┈┈> 「ない」
- 過去1週間以内に危険行動等がなかった。
- 対策がない。

┈┈> 「ある」
- 過去1週間以内に，評価当日にも対策がもたれている上で，危険行動等が発生した。

おわりに ──「看護必要度」の活用が拓く未来

　皆様が本書で学習してこられた「看護必要度」の評価項目は，届出病棟の種類によって，用いられる項目の構成が異なっています。これは，医療機関が行った診療行為などの医療サービスの対価として支払われる価格を決める診療報酬制度への「看護必要度」のアセスメント項目の導入が段階的に行われてきたためです。

　「看護必要度」のアセスメント項目が，最初に診療報酬制度に活用されたのは，2002（平成 14）年度改定時の特定集中治療室管理料における「重症度」評価基準への導入からです。この後，さまざまな病棟の届出要件等に導入され，2014（平成 26）年度改定時点においては，前述の特定集中治療室管理料以外にも，ハイケアユニット入院医療管理料，一般病棟入院基本料，回復期リハビリテーション病棟入院料，地域包括ケア病棟入院料等の要件にも「看護必要度」のアセスメント項目が用いられてきました。2016（平成 28）年度改定からは，総合的かつ専門的な急性期医療を適切に評価するための総合入院体制加算の要件にも活用され，続く，2018（平成 30）年度改定では，「救命救急入院料 1，3」や「脳卒中ケアユニット入院医療管理料」にも用いられました。

　このように，「看護必要度」のアセスメント項目の診療報酬制度における活用は，現在に至るまで広がりを見せ，これら病棟種別を全て足すと，84 万床以上もの病床で，日々，利用されている状況にあります。

　一方で，2016 年度改定から，「看護必要度」の名称は「重症度，医療・看護必要度」に変更されるとともに，その評価項目や評価方法も大きく変更されてきました。

　まず，一般病棟用，特定集中治療室用，ハイケアユニット用の 3 つの評価票における B 項目が統一され，どのような身体状況（B 項目の点数）の患者が各病棟に入院しているかを比較できるようになりました。さらに，これまでの A 項目と B 項目に，「手術等の医学的状況」を評価する C 項目が追加されました。この C 項目の追加により，2018 年度改定から，診療実績データ（DPC 情報）による重症患者の評価が始まりました。

　これは，看護師等による「看護必要度」の評価，つまり，「一般病棟用の重症度，

医療・看護必要度Ⅰ」（以下，必要度Ⅰ）とは異なり，医事算定情報におけるEF統合ファイルという医療処置の診療実績データを用いた評価です。これは，「一般病棟用の重症度，医療・看護必要度Ⅱ」（以下，必要度Ⅱ）と呼ばれ，必要度Ⅰによって，重症患者と判定された患者に提供された診療実績データを分析した結果を利用してつくられました。しかしながら，必要度Ⅱの基礎となる診療実績データは，会計用のコスト情報（診療行為の点数や薬剤料など）で，DPC算定下では包括評価として扱われてきた，いわゆる消費データ（ビッグデータ）です。

　つまり，長年にわたって臨床現場で精度管理や活用方法を創り上げてきた「看護必要度」を基礎とする必要度Ⅰと，診療実績データによって重症患者を判定する必要度Ⅱは，全く異なる出自であり，その信頼性に大きな違いがあることを理解しておかなければなりません。

　さらにいえば，必要度Ⅰの基礎となる「看護必要度」のアセスメントデータが臨床でさまざまに活用できるのに対し，必要度Ⅱの診療実績データは，臨床では，ほぼ活用できません。このため，必要度Ⅱでの届出は，急性期一般入院料1で3割程度，その他はわずかに1割とされ，ほとんど利用されませんでした。

　そのようなことから，2020（令和2）年度改定では，必要度Ⅱは，許可病床400床以上で一般病棟入院基本料（急性期一般入院料1〜6に限る）または特定機能病院入院基本料（一般病棟7対1に限る）を届け出ている保険医療機関で要件化されました。また，同年度の改定では，必要度Ⅰを選択しても，A項目（「専門的な治療・処置」のうち，薬剤の使用を評価するもの）とC項目は，レセプト電算処理システム用コードを用いての評価となりました。

　以上のような経緯から，決して忘れてはならないことは，必要度Ⅰによる患者のアセスメントデータは，ディープデータと呼ばれる日々の医療処置の有無や患者の状態を示す，質の高いデータであるということです。そして，こうしたデータがなければ，必要度Ⅱは，できなかったということです。

　つまり，現場の看護に携わる方々が今日，継続的に収集してこられている「看護必要度」のアセスメントデータは，日本の医療現場が世界に誇る貴重なディープデータなのです。

　すでに「看護必要度」というアセスメントツールは，多くの病床に広がっており，院内のチームケアにおける情報の共有だけでなく，地域における医療や看護，介護等に従事する多職種の協働・連携を促すプラットホームとしても活用されています。

　これまでも実施されてきたこのツールの正しい理解のための学習が継続される

とともに，今後の臨床現場の医療や看護のありようをよりよくするための活用の広がりを期待しております。そして，本書がそのような皆様の営みに少しでも役立つものになることを願っております。

2020 年 5 月

筒井　孝子

診療報酬に関する照会先

　個別の診療報酬項目の内容，届出に関する質問等は各地方厚生（支）局の都道府県事務所等へお問い合わせください。下記のリストは，厚生労働省が公式に発表している窓口です。

都道府県	事業所等の名称	電話番号	都道府県	事業所等の名称	電話番号
北海道	医療課	011-796-5105	滋賀	滋賀事務所	077-526-8114
青森	青森事務所	017-724-9200	京都	京都事務所	075-256-8681
岩手	岩手事務所	019-907-9070	大阪	指導監査課（大阪）	06-7663-7665
宮城	指導監査課（宮城）	022-206-5217	兵庫	兵庫事務所	078-325-8925
秋田	秋田事務所	018-800-7080	奈良	奈良事務所	0742-25-5520
山形	山形事務所	023-609-0140	和歌山	和歌山事務所	073-421-8311
福島	福島事務所	024-503-5030	鳥取	鳥取事務所	0857-30-0860
茨城	茨城事務所	029-277-1316	島根	島根事務所	0852-61-0108
栃木	栃木事務所	028-341-8486	岡山	岡山事務所	086-239-1275
群馬	群馬事務所	027-896-0488	広島	指導監査課（広島）	082-223-8209
埼玉	指導監査課（埼玉）	048-851-3060	山口	山口事務所	083-902-3171
千葉	千葉事務所	043-379-2716	徳島	徳島事務所	088-602-1386
東京	東京事務所	03-6692-5126	香川	指導監査課（香川）	087-851-9593
神奈川	神奈川事務所	045-270-2053	愛媛	愛媛事務所	089-986-3156
新潟	新潟事務所	025-364-1847	高知	高知事務所	088-826-3116
山梨	山梨事務所	055-206-0569	福岡	指導監査課（福岡）	092-707-1125
長野	長野事務所	026-474-4346	佐賀	佐賀事務所	0952-20-1610
富山	富山事務所	076-439-6570	長崎	長崎事務所	095-801-4201
石川	石川事務所	076-210-5140	熊本	熊本事務所	096-284-8001
岐阜	岐阜事務所	058-249-1822	大分	大分事務所	097-535-8061
静岡	静岡事務所	054-355-2015	宮崎	宮崎事務所	0985-72-8880
愛知	指導監査課（愛知）	052-228-6179	鹿児島	鹿児島事務所	099-201-5801
三重	三重事務所	059-213-3533	沖縄	沖縄事務所	098-833-6006
福井	福井事務所	0776-25-5373			

（2020 年 2 月 13 日現在）

「看護必要度」評価者のための学習ノート 第5版

〈検印省略〉

2013 年 6 月 30 日　第 1 版第 1 刷発行
2014 年 7 月 20 日　第 2 版第 1 刷発行
2015 年 6 月 10 日　第 2 版 2015 年版第 1 刷発行
2016 年 7 月 20 日　第 3 版第 1 刷発行
2016 年 8 月 25 日　第 3 版第 2 刷発行
2018 年 6 月 10 日　第 4 版第 1 刷発行
2020 年 6 月 25 日　第 5 版第 1 刷発行

著　者 .... 筒井孝子
発　行 .... 株式会社 日本看護協会出版会
　　　　　　　　〒150-0001 東京都渋谷区神宮前 5-8-2　日本看護協会ビル 4 階
　　　　　　　　〈注文・問合せ／書店窓口〉TEL / 0436-23-3271　FAX / 0436-23-3272
　　　　　　　　〈編集〉TEL / 03-5319-7171
　　　　　　　　https://www.jnapc.co.jp

装　」 .... 齋藤久美子
印　刷 .... 株式会社 教文堂

©2020 Printed in Japan　　　　　　　　　　　　　　　ISBN978-4-8180-2266-9